RECUEIL

DE PIÈCES JUSTIFICATIVES,

OFFICIELLES ET AUTRES,

Relatives à la Découverte du Remède connu sous le nom de *Quintessence anti-psorique*, ou *Eau de*

METTEMBERG,

Ancien Chirurgien-Major aux Armées françaises légalement commissionné Chirurgien de la Garde de la Chambre des Pairs ; Lieutenant dans la 11e légion de la Garde nationale de Paris ; de l'Ordre du Mérite civil de Prusse de première classe ;

PRÉCÉDÉ

Du Rapport de la Commission de Révision des Remèdes secrets, et de l'Avis du Conseil-d'État approuvé par le Gouvernement, le 18 mars 1813.

TROISIÈME ÉDITION.

PRIX : 1 fr. 50 c.

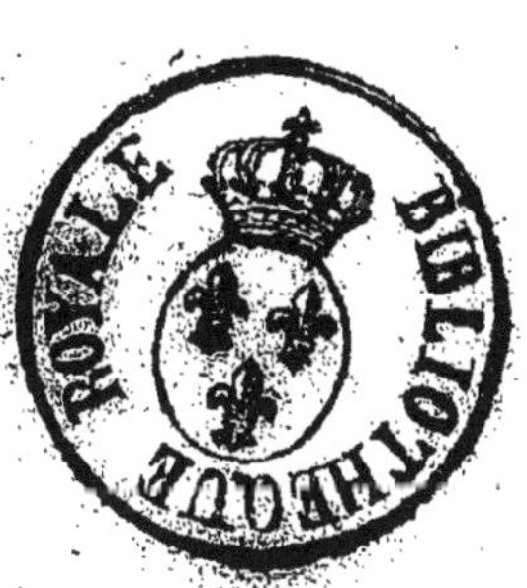
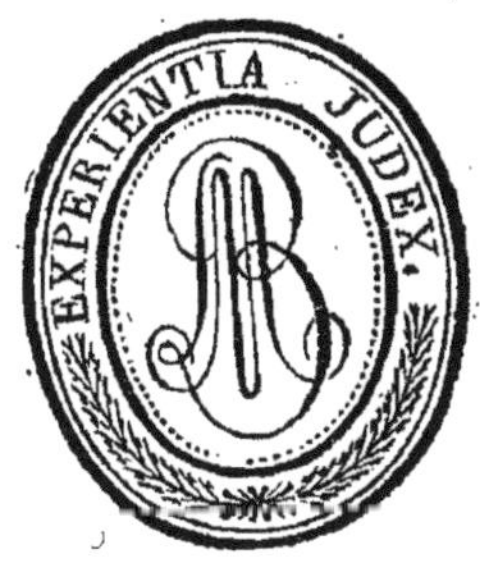

A PARIS,

Chez L'AUTEUR, rue Saint-Thomas-d'Enfer, n° 5.

1817.

De l'Imprimerie de Mme Ve COURCIER.

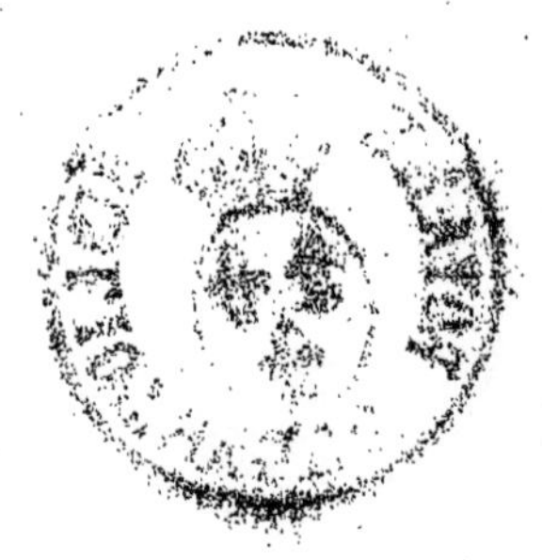

INTRODUCTION.

La Gale n'était guère connue autrefois que parmi les soldats et les pauvres, et dans certains pays dont cette maladie fut toujours le fléau. Mais, depuis 1793, elle s'est répandue dans la société toute entière, par l'entremise, 1° des armées, où l'on comptait alors 400,000 galeux, qui sans cesse passant de l'une à l'autre, laissaient partout le germe de la contagion; 2° des prisons, où les plus hautes classes de la société se trouvaient confondues avec les dernières. Aujourd'hui ce virus si souvent *dénaturé*, en compliquant les maladies, contribue beaucoup à la dégénération de l'espèce humaine.

Le traitement méthodique de la Gale consistait généralement en saignées, tisannes, purgations, anti-psoriques internes, bains, onguens sulphureux ou mercuriels. Cette pratique, devenue *routinière*, éloignait le soldat de ses drapeaux, et arrachait l'artisan à son travail.

Alarmé d'un pareil désastre, le Gouvernement fit, en l'an 2, un appel aux hommes de l'Art; je fus un des premiers à y répondre, et le seul qui, dans l'intervalle de l'an 3 à l'an 11, fixa son attention, par l'exposition d'une Méthode simple et facile de guérir radicalement, par absorption cutanée et par crises naturelles, toute espèce de Gale, sans détourner le soldat de son service, et l'artisan de ses travaux. La publication des Procès-verbaux de mes premières expériences officielles, faites à l'hospice de la Maternité de Paris, annonça partout mon succès. Dès-lors sont survenus les concurrens, les jaloux, les antagonistes, les contrefacteurs, les lâches calomniateurs.

Les premiers ont seuls pu me paraître dignes d'attention; mais je me borne à dire que, *sans trop se hâter de tirer des conclusions*, il n'appartient qu'au temps et à l'observation impartiale de faire justice de chacune des Méthodes, et de décider iv

l'importante question de savoir, si le *Sarcopte* (l'*Acarus scabiei* (1) de Lin.), au lieu de produire la Gale, ne serait pas plutôt le *produit* de cette maladie, que le *soufre* ne ferait trop souvent que *pallier*. —

Du choc des opinions la lumière étincelle.

Dans la vue de donner désormais aux Praticiens des notions fixes et suffisantes pour l'emploi de mon Remède anti-psorique que, suivant l'exposé de ma Méthode, je leur présente toujours comme moyen *curatif* (2), *indicatif* (3), *dérivatif* (4), *dépuratif* (5), *préservatif* contre les effets de la contagion (6), et comme le meilleur des *cosmétiques* (7), je déclare ici sans détour, qu'en rectification des diverses analyses qui ont été publiées *inconsidérément*, et en conformité de la formule déposée officiellement au ministère de l'intérieur, le *secret* de ma composition consiste essentiellement dans un sel *mercuriel*, dont l'excès d'acide se trouve convenablement énervé par une infusion végétale spiritueuse, et par l'alcool nitrique très-rectifié, de manière

---

(1) Espèce de Ciron, petit animal que l'on remarque dans les boutons de la Gale.

(2) En ce qu'il détruit jusqu'au vice radical de la Gale.

(3) En ce qu'il détermine ou non une éruption *prurigineuse* et *critique*.

(4) En ce qu'il appelle aux parties sur lesquelles s'exercent les lotions, un point d'irritation existant ailleurs, comme, par exemple, une dartre ou à la *poitrine*, ou à la *figure*, ou au *scrotum*.

(5) En ce qu'il continue de provoquer des éruptions caractéristiques et des sueurs surabondantes, jusqu'à extinction du vice psorique *intérieur*.

(6) En ce qu'il détruit le vice psorique dans son origine, et en empêche la propagation avant la formation du *sarcopte*, ou le développement des signes qui caractérisent la Gale.

(7) En ce qu'il corrige la sécheresse de la peau. L'éclaircissement du teint, la fraîcheur et la beauté de la peau consistent principalement dans la liberté de la transpiration insensible. Toutes les autres Eaux de *toilette* n'ont point de propriétés *spécifiques* pour détruire les *animalcules*, qui, existant en très-grand nombre dans une atmosphère chargée et fortement agitée, comme celle de diverses salles publiques, s'insinuent particulièrement dans la peau de la figure, dont ils finissent par altérer le système.

que ce sel acquiert des propriétés entièrement nouvelles et opposées à la répercussion; propriétés jusqu'alors ignorées en Médecine, et complètement justifiées par mes nombreuses expériences publiques et authentiques.

Ces propriétés rendent recommandable l'application du Remède, dans tous les cas d'humeur acrimonieuse ou viciée, dont la crise peut se faire à la peau; dans les maladies chroniques en général, dont on ignore la cause, et où les concurrens n'ont point encore opposé de moyen *comparatif*. L'essai de ce Remède ne peut nuire à la santé; quelques bouteilles suffisent pour en prouver ou non la compétence.

MINISTÈRE DE L'INTÉRIEUR.

COMMISSION DE RÉVISION

DES REMÈDES SECRETS (1).

Paris, 19 Août 1812.

Extrait du Registre des délibérations du 13 août 1812.

A Son Excellence le Ministre de l'Intérieur.

MONSEIGNEUR,

De tous les Remèdes secrets présentés à l'examen et au jugement de la Commission de Révision, aucun ne lui a paru digne d'un véritable intérêt, si l'on n'en excepte celui de M. Mettem-

______

(1) Cette Commission était composée de MM. BOSQUILLON, Docteur de l'ancienne Faculté de Médecine de Paris, et Professeur au Collége de France, *Président ;*

PINEL, Membre de l'Institut, Professeur à la Faculté de Médecine de Paris, et Médecin en chef de l'hôpital de la Salpétrière ;

BOURDIER, Professeur à la Faculté de Médecine de Paris ;

VAUQUELIN, Membre de l'Institut, Directeur de l'Ecole de Pharmacie, Professeur des Arts chimiques au Muséum d'Histoire naturelle et à la Faculté de Médecine de Paris ;

BOURDOIS DE LA MOTTE, Médecin du département de la Seine ;

LAFISSE, Docteur de l'ancienne Faculté de Médecine de Paris ;

BALLEROY, Docteur en Médecine de la Faculté de Montpellier, et Membre de la Commission du Croup, *Secrétaire.*

berg, Officier de santé de la Maison civile et militaire du Sénat-Conservateur, demeurant à Paris, rue d'Enfer, n° 11. Ce Remède est enregistré sous le n° 13 de la Commission. Nous allons exposer à Votre Excellence l'origine de ce Remède, les expériences multipliées qui en ont été faites, à diverses époques, par ordre des Ministres vos prédécesseurs. Nous vous exposerons ensuite les résultats qui en constatent l'efficacité, et notre opinion sur la récompense à laquelle le sieur Mettemberg nous paraît avoir droit.

En l'an 2, la Gale se répandait dans nos armées, au point qu'on y comptait quatre cent mille hommes atteints de cette maladie (1) : le Gouvernement fit un appel aux Officiers de santé militaires, dans le but de trouver un moyen le plus simple et le moins dangereux de la guérir, sans soustraire les soldats à leur service.

Le sieur Mettemberg, alors Chirurgien-Major du 75ᵉ Régiment, se voua à cette recherche, composa une Eau à laquelle il donna le nom de *Quintessence anti-psorique;* il en fit de nombreux essais, et en présenta les résultats au Gouvernement en l'an 3 : en l'an 9, il obtint l'ordre d'en faire faire des expériences publiques à l'hospice de la Maternité de Paris, sur les femmes, les nourrices et les enfans de tout âge qui se trouveraient avoir la Gale.

Ces expériences furent faites en présence de MM. Andry et Auvity, le premier, Médecin, le second, Chirurgien dudit hospice ; de MM. Carret, ancien Chirurgien-Major du grand hôpital de Lyon, Delunel, Pharmacien-Chimiste, et de M. Lansel, rapporteur *ad hoc*, pris dans le Ministère, pour recueillir les faits et les observations relatifs à ces expériences. Les résultats

---

(1) Rapport de l'Inspecteur-Général Laribeau, imprimé par ordre du Comité de Salut public.

en furent satisfaisans, et consignés dans dix Procès-verbaux commencés le 1er vendémiaire et clos le 20 nivose an 9, lesquels furent signés par les dénommés, et présentés au Ministre de l'Intérieur.

Muni de la copie de ces Procès-verbaux, le sieur Mettemberg se crut suffisamment autorisé à publier son Remède ; il en établit des dépôts dans les départemens : mais en l'an 11, à propos de l'analyse qu'en fit M. Mandel, Pharmacien à Nancy, et de sa dénonciation au Ministre Chaptal, comme un Remède dangereux à prendre à l'intérieur (ce qui n'était pas une prescription du sieur Mettemberg, qui ne le proposait qu'en frictions), l'Ecole de Médecine de Paris fut consultée par son Excellence sur la nature de ce Remède, et l'usage qu'on en pouvait faire.

L'Ecole de Médecine répondit que, pour satisfaire Son Excellence, il aurait fallu que le sieur Mettemberg lui eût communiqué sa recette ; que, malgré l'analyse qui de nouveau venait d'en être faite, et qui en décélait les principaux composans, il se pouvait faire qu'il se passât quelque chose de particulier et d'intime dans l'action respective des substances composantes, dont on ne pût rendre un compte fidèle que par la connaissance exacte de ces substances et de leur quantité absolue, enfin du *modus faciendi* de la composition.

Le sieur Mettemberg persistant à tenir secrète sa composition, on invoqua contre lui les lois et les règlemens de police médicale existans. Alors survint un nouvel ordre du Ministre, de répéter les expériences qui antérieurement avaient été faites à la Maternité ; elles furent de nouveau faites à Lille et à Lyon en 1806, et à Saint-Denis en 1807, dans les hospices assignés par l'ordre du Ministre.

Partout il y eut identité de faits, mais différence d'opinions : par les uns, aveu de conviction sur l'efficacité du Remède ; par ou légèrement traitées, ont été guéries par les seules lotions de l'*Eau de Mettemberg*.

En n'embrassant aucune des opinions théoriques émises par l'Auteur, et contestées par d'autres, sur la nature et la manière d'agir de ce Remède, *il résulte* pour la Commission de Révision, de cette masse de faits bien avérés, les considérations suivantes :

1°. L'*Eau de Mettemberg* est curative dans la Gale récente, sans autre pratique médicale additionnelle que l'observation des règles de l'hygiène toujours indispensable à l'entretien de la santé.

2°. Elle est aussi curative dans les Gales dégénérées, en produisant communément une éruption qu'on doit nommer critique, puisqu'elle fait cesser la maladie à laquelle la Gale a donné lieu ; *sublatâ causâ tollitur effectus.*

3°. L'*Eau de Mettemberg*, administrée pour la Gale ou pour ses dégénérescences, et suivant la Méthode qui lui est jointe, est sans danger, puisque, dans toutes les expériences publiques et les relations particulières, son usage n'a été suivi d'aucun accident.

D'après tous ces titres, la Commission de Révision pense que l'Eau anti-psorique de Mettemberg mérite la confiance publique, dans les Gales récentes et dans les Gales dégénérées ; que son emploi serait principalement utile dans les armées, par l'avantage qu'elle a sur toute autre pratique médicale, de maintenir le soldat en état de service, et de ne pas altérer les linges ni les vêtemens qu'il porte durant son usage.

Pour copie conforme,

Le Chef de la 3ᵉ Division du Ministère,
Chevalier de l'Empire,
Signé BARBIER-NEUVILLE.

N. B. Par Avis du CONSEIL D'ÉTAT, en date du 5 Mars 1813,

approuvé le 18 du même mois, l'Autorisation accordée au sieur Mettemberg, par *Décret spécial* du 6 février 1810, de préparer, annoncer et vendre publiquement le Remède anti-psorique, dont il est l'*Inventeur*, est maintenue, jusqu'à Décision relative à l'acquisition de ce Remède par le Gouvernement.

les autres, doute, incertitude sur quelques-unes des propriétés que lui attribue l'Auteur.

Cependant, en ne s'attachant qu'aux faits (et la vraie Médecine ne se compose que de l'observation et de l'analogie), on voit, dans toutes ces expériences, qu'en procédant d'après l'instruction donnée, l'*Eau de Mettemberg*, appliquée en frictions, mitigée avec de l'eau pure, selon l'âge, la multiplicité des boutons et la température qu'exige la saison régnante, guérit plus ou moins promptement, selon la susceptibilité individuelle, les Gales récentes, en donnant d'abord plus d'intensité à l'éruption présente, en produisant une chaleur douce, haliteuse, persévérante, avec démangeaison et disparition graduée de l'éruption ; et dans les Gales anciennes dont la dégénérescence décide souvent des affections morbifiques de toute espèce, on voit survenir, particulièrement vers le siége familier à cette maladie, comme les jarrets, les poignets, etc., des éruptions journellement croissantes, avec les phénomènes précités, lesqu'elles se succèdent, sèchent, disparaissent, et avec elles les différentes altérations morbifiques chroniques auxquelles la Gale a donné lieu, telles que celles citées à Paris, à Lille, à Lyon, à Saint-Denis ; des dypsnées intenses, des cardialgies, des ophtalmies (1), des ulcères de mauvais caractère (2), des fièvres intermittentes tenaces et récidivées (3).

On voit à l'occasion de ces éruptions, comme à l'occasion de quelques autres crises suscitées par l'*Eau de Mettemberg*, la guérison inespérée d'un catarrhe pulmonaire (4), d'une infiltration

---

(1) L'enfant de Claudine Bouilly, n° 11 ; expériences à la Maternité, à Paris.

(2) Même hospice, Marie-Anne Gilles, premier Procès-verbal ; et à la maison dite *Bicêtre*, à Lille, Adélaïde Locane.

(3) Jean-Charles Dessy, n° 134, expériences de Lyon.

(4) Expériences à Lyon, Bertet, n° 125.

générale (1), d'une épilepsie (2), de beaucoup d'éruptions d'apparence dartreuse, suites de Gales dégénérées.

On voit encore, dans les expériences faites comparativement sur des sujets qui n'avaient jamais eu la Gale, ces frictions long-temps pratiquées sans produire la moindre éruption prurigineuse et caractéristique (3); enfin on voit ces lotions soustraire à la contagion psorique ceux qui les ont faites immédiatement après s'être exposés au contact des galeux.

Si l'on joint à ces témoignages authentiques, 1°. les résultats satisfaisans des expériences ordonnées par le gouvernement espagnol, expériences faites au grand hôpital de Madrid, sous l'inspection des Commissaires nommés par la Junte suprême de Médecine (4);

2°. Les cures opérées sous les yeux du Général Comte Hullin, commandant la place de Paris, sur six cents soldats casernés à la Nouvelle-France, sans qu'aucun d'eux ait été détourné de son service et de ses exercices;

3°. Les témoignages particuliers de succès, de plusieurs Maréchaux de l'Empire, de beaucoup d'Officiers-Généraux et d'Officiers-Supérieurs, de Préfets, de Médecins distingués des Départemens et de la capitale; enfin le témoignage de plusieurs Membres de la Commission de Révision, sous les yeux desquels des maladies chroniques, ayant pour date des Gales négligées

---

(1) Au même hospice, Robin, n° 137.

(2) Observation fournie par le Docteur Dassit, Maire de Confolens, et transmise par le Préfet de la Charente, résidant à Angoulême (*voyez la liasse*, n° 5).

(3) Hospice de la Maternité, Adrien Mien, n° 5; à l'hospice Saint-Sauveur, à Lille, Henri Bourgeois; à la maison de Répression de Saint-Denis, Charlotte Doublés, infirmière, Marie Duprat, et Adélaïde Thénard.

(4) Ces résultats satisfaisans ont valu à l'Auteur le privilége de vendre et de débiter son Remède dans toutes les Espagnes.

PROCÈS-VERBAUX

Des Expériences publiques faites à l'hospice de la Maternité, avec le Spécifique anti-psorique du citoyen METTEMBERG.

PREMIERE SÉANCE.

CE JOURD'HUI, 21 vendémaire, an 9;

Conformément à la décision du ministre de l'intérieur, en date du 13 fructidor, an 8;

Nous soussignés, d'après les lettres écrites à chacun de nous, savoir :

Aux citoyens Audry et Auvity, membres de la société de l'École de médecine de Paris, officiers de santé de l'hospice de la Maternité, sous la date du 8 vendémiaire, an neuf;

Au citoyen Carret, ancien officier de santé en chef du grand hospice de Lyon, et maintenant membre du tribunat, sous la date du 11 vendémiaire, an 9 ;

A l'effet de se concerter avec le citoyen Delunel, maître en pharmacie et chimiste,

Et le citoyen Lansel, rapporteur du ministère de l'intérieur,

Pour constater l'efficacité d'un spécifique anti - psorique, dont le citoyen Mettemberg, ancien chirurgien-major des armées de la république, se déclare être l'auteur et l'inventeur;

Et qui, d'après les différentes expériences faites par le citoyen Mettemberg, paraît en effet d'un usage utile dans la guérison des maladies provenantes du vice psorique;

Nous nous sommes réunis ledit jour , 21 vendémiaire, à l'hospice de la Maternité, à deux heures après midi.

Et là, il a été remis entre les mains du citoyen Mettemberg, pour la traiter d'après son procédé particulier,

Une femme, nommée Marianne Gilles, native de Roissi, canton

A

de Dammartin, département de Seine et Marne, âgée de 22 ans, enceinte de sept mois, et maintenant à l'hospice de la Maternité, dont l'état de maladie a été reconnu par nous, selon la désignation qui suit, savoir :

Tout le pourtour de l'aréole du sein droit était dans un état d'engorgement remarquable ; au-dessous du mamelon, il y avait des excoriations légères, donnant issue à une matière ichoreuse.

Examen fait de l'autre sein, nous avons reconnu qu'il ne portait aucun de ces symptômes.

Alors Marianne Gilles nous a déclaré qu'elle avait eu la galle, il y a cinq ans ; qu'elle en a été traitée par le moyen des frictions, en neuf jours de temps ;

Que quatre ans après, elle a eu la galle pour la seconde fois par communication ; qu'elle a été traitée cette seconde fois par le moyen d'une pommade, dans laquelle il entrait du souffre ;

Que quinze jours après la disparition des boutons, il lui est survenu au sein droit l'excoriation ci-dessus désignée ;

Qu'après la guérison de sa première galle, les mêmes symptômes s'étaient manifestés au même sein, et qu'elle en avait été guérie en quinze jours, au moyen d'une pommade verte, dont elle n'a pu nous dire le nom.

Elle nous a déclaré en outre qu'elle éprouvait, pendant la nuit, des douleurs d'estomac, avec difficulté de respirer, ce que nous avons attribué à sa grossesse, et ce que le citoyen Mettemberg pense être un effet du vice psorique dégénéré.

Enfin, nous avons reconnu que les gencives étaient légèrement ulcérées et engorgées dans les deux machoires.

Notre examen terminé, nous n'avons reconnu sur le corps de la malade aucun symptôme évident de la galle.

Nous avons alors demandé au citoyen Mettemberg s'il vouloit se charger de cette malade et employer sur elle son remède, comme indicatif et curatif ; il nous a dit qu'il y consentait :

Sur quoi, nous lui avons remis la malade pour la traiter et lui administrer le régime qu'il croira convenable ;

Et nous nous sommes ajournés au 29 vendémiaire courant, à deux heures après-midi, pour reconnaître l'effet dudit traitement.

En foi de tout ce que dessus, nous avons tous signé au présent procès-verbal, les jour, mois et an que dessus.

Signés, ANDRY, CARRET, AUVITY, DELUNEL, LANSEL et METTEMBERG.

DEUXIEME SÉANCE.

CEJOURD'HUI 29 vendémaire, an 9, à deux heures après midi, nous soussignés officiers de santé de l'hospice de la Maternité, et nous, commissaires nommés par le ministre de l'intérieur, nous nous sommes réunis audit hospice de la Maternité, ainsi que nous en étions convenus dans notre séance du 19 de ce mois, pour constater les effets du spécifique anti-psorique du citoyen Mettemberg.

Nous avons fait venir devant nous Marianne Gilles, qui depuis primidi dernier a reçu chaque jour une lotion faite avec le spécifique du citoyen Mettemberg, laquelle lotion a constamment été appliquée aux extrémités supérieures et inférieures.

Nous avons remarqué sur lesdites extrémités et sur-tout à la partie interne du bras et de l'avant-bras, une éruption de boutons assez abondante, que la malade nous a dit être accompagnée de démangeaisons; nous avons également remarqué de boutons entre les doigts, aux jarrets et à l'intérieur des cuisses.

Les boutons situés entre les doigts ont parfaitement l'aparence de boutons de galle : quant à ceux du pli des bras, nous avons reconnu qu'ils sont accompagnés d'une légère inflammation.

Nous avons reconnu également qu'il y avait moins d'engorgement dans l'aréole du sein droit, qui suinte cependant davantage. La malade nous a déclaré que l'oppression et la difficulté de respirer étaient considérablement diminuées; que depuis son traitement elle s'apperçoit qu'elle transpire beaucoup, ce qu'elle n'éprouvait pas auparavant.

Les gencives nous ont paru n'avoir pas sensiblement changé d'état;

En général, la malade nous a déclaré que depuis son traitement elle éprouve du mieux être; qu'elle a bon appétit et un sommeil tranquille.

(4)

D'après le procédé particulier, au remède du citoyen Mettem-berg, il n'a été administré à la malade aucun médicament anti-psorique interne, et le traitement s'est borné aux lotions ci-dessus désignées. Le mauvais état des gencives de la malade a déterminé les officiers de santé de l'hospice de la Maternité à lui ordonner une tisanne composée de bardane et de chiendent, et édulcorée avec le syrop anti-scorbutique.

Les lotions susdites, avec le remède du citoyen Mettemberg, ont été constamment administrées à la malade sous les yeux du citoyen Galès, pharmacien de l'hospice de la Maternité et délégué à cet effet par nous.

L'état de maladie de Marianne Gilles, et les progrès de son traitement ainsi constatés par nous,

Nous avons fait paroître devant nous :

1°. Marie-Catherine Callet, âgée de dix-neuf ans et demi, native de Chevreuse, département de Seine et Oise. Après l'avoir exami-née avec soin, nous avons reconnu qu'elle a une galle récente com-muniquée ; qu'elle a des boutons et des gersures entre les doigts, aux poignets, à la partie antérieure et supérieure de la poitrine, à la partie supérieure et postérieure du col, au ventre, à la partie interne de chaque cuisse et aux jarrets ; le tout accompagné de dé-mangeaisons plus fortes la nuit que le jour. Ladite Catherine Callet, enceinte de cinq mois, nous a déclaré qu'elle s'était apperçue de ces symptômes depuis dix jours.

2°. Pierre Bléton, âgé de trois ans et neuf mois, et dont le lieu de naissance nous est inconnu. Nous avons également reconnu dans cet enfant, tous les symptômes d'une galle récente et communiquée, marquée par des boutons caractéristiques sur les poignets, les bras, le dos, la partie antérieure de la poitrine, le ventre, les cuisses et les jarrets : ces boutons étaient sur-tout extrêmement multipliés à la partie postérieure de la tête, et il y avait engorgement des glandes ; le tout accompagné de démangeaisons.

L'état de maladie de ces deux sujets ainsi constaté par nous d'a-près notre examen, nous avons demandé au citoyen Mettemberg s'il consentait à se charger de ces deux malades et à employer sur eux son remède comme curatif ;

Sur sa réponse, qu'il y consentait, nous lui avons remis les

deux malades pour les traiter et leur administrer le régime qu'il
croira convenable,

Et nous nous sommes ajournés au 9 brumaire prochain, à deux
heures après midi, pour continuer à reconnaître les effets du remède
du citoyen Mettemberg.

En foi de tout ce que dessus, nous avons tous signé au présent procès-verbal, les jour, mois et an que dessus.

Signés, ANDRY, CARRET, AUVITY, DELUNEL, LANSEL,
METTEMBERG et GALÉS.

TROISIEME SÉANCE.

CEJOURD'HUI 9 brumaire an 9, à deux heures après midi,
nous soussignés officiers de santé de l'hospice de la Maternité, et
nous, commissaires nommés par le ministre de l'intérieur, nous nous
sommes réunis audit hospice de la Maternité, ainsi que nous en étions
convenus dans notre séance du 29 vendémiaire dernier, pour
constater les effets du spécifique anti-psorique du citoyen
Mettemberg.

Nous avons fait venir devant nous Marianne Gilles, qui depuis nonidi dernier a constamment continué les lotions avec le spécifique du citoyen Mettemberg:

Nous avons reconnu que l'éruption générale des boutons était en
grande partie diminuée; que les boutons tombaient successivement
en farine, et que la peau reprenait à mesure de leur chûte, sa douceur, son élasticité et son état naturel.

Quelques nouveaux boutons ont paru sur les extrémités inférieures; le sein droit nous a paru parfaitement guéri des symptômes que nous y avions trouvé précédemment. La malade
éprouve de fortes moiteurs, et en général la santé est bonne;
les étouffemens ne se font plus sentir; elle a bon appétit et bon
sommeil.

Marie-Catherine Callet a paru ensuite devant nous : depuis
nonidi dernier elle a reçu chaque jour les lotions du spécifique du
citoyen Mettemberg.

Aux boutons galleux qu'elle portait, ont succédé des boutons partiels dans les différentes parties du corps, et des plaques érési-pélateuses au-dedans des cuisses et aux plis des bras; la malade nous a déclaré éprouver moins de démangeaisons la nuit, et un mieux être général. Contradictoirement aussi à sa première demande, elle nous a avoué, et son mari a confirmé cet aveu, qu'elle était enceinte de quatre mois au lieu de cinq, et qu'elle avait la galle depuis sept mois au lieu de dix jours; elle nous a ajouté que sa galle avait à demi-disparu au moyen d'une pommade dans laquelle il entrait du souffre.

Nous nous sommes fait enfin représenter Pierre Bléton, enfant, qui depuis nonidi dernier a également reçu les lotions du spécifique du citoyen Mettemberg :

Nous avons reconnu que les boutons qu'il portait précédemment, ont entièrement disparus, qu'il en reste très-peu à la tête, que l'engorgement des glandes est considérablement diminué; qu'en général la peau a repris par-tout son état et sa blancheur naturelle, et que l'enfant jouit d'une bonne santé.

D'après le procédé particulier au remède du citoyen Mettemberg, il n'a été administré aux malades aucun médicament anti-psorique interne, et ses traitemens se sont bornés aux lotions avec le spécifique modifié par l'eau, selon l'âge et les crises des malades : ces lotions ont toujours été administrées sous les yeux du citoyen Galés, pharmacien de l'hospice de la Maternité et délégué par nous à cet effet.

L'état des malades et les progrès de leur traitement ainsi constatés par nous, nous avons fait venir devant nous :

1°. Catherine Jubert, du département du Cantal, âgée de trente-six ans, accouchée depuis quatre mois, et nourrissant son enfant ;

Elle nous a déclaré avoir la galle depuis trois ans et se frotter depuis un mois et demi, à l'hospice de la Maternité, avec l'onguent citrin : nous avons en effet reconnu les traces de quelques boutons galleux dans l'intérieur des mains, ainsi qu'à leur partie externe ; et aux cuisses, les taches qui restent à la peau, à la suite d'une éruption psorique; la malade éprouve à l'intérieur des douleurs considérables d'estomac et d'intestins : ces douleurs se font aussi sentir dans toute l'habitude du corps, sur-tout la nuit ; elle a perdu le sommeil et l'appétit.

Son enfant, âgé de quatre mois, a des boutons au ventre, aux bras, aux mains, au dos; nous avons reconnu dans le dos et les fesses, les traces de clous qui sont guéris : il a des croûtes à la tête, des coliques presque continuelles, et il est valétudinaire depuis sa naissance; il crie sans cesse, et on lui fait prendre des remèdes convenables pour calmer ses douleurs.

2°. Claudine Bouilly, native de Vermanton, département de l'Yonne, âgée de trente ans, accouchée depuis onze jours et nourrissant son enfant.

Elle nous a déclaré avoir la galle depuis neuf mois; elle est couverte sur toute l'habitude du corps d'une éruption galleuse accompagnée de fortes démangeaisons : elle a été traitée précédemment à la Salpétrière; de son aveu, elle s'est crue guérie pendant assez long-tems; mais elle a ressenti, sans nouvelle cause, une seconde éruption un mois avant son accouchement.

Son enfant ne nous a point paru avoir de galle apparente; mais il a sur les yeux un ophtalmie, avec suppuration abondante, et pour laquelle les officiers de santé de l'hospice lui ont ordonné les vessicatoires.

3°. Elisabeth Moulins, née à Chaillot, département de la Seine, âgée de trente-huit ans.

Elle nous a déclaré avoir depuis deux mois une galle communiquée, dont elle n'a pas encore été traitée; elle nous a déclaré en outre avoir eu, il y a cinq ans, une galle dont elle a été traitée à l'hospice de la Maternité, et à la suite duquel traitement elle a eu un mal d'yeux opiniâtre dont elle a cependant été guérie : nous lui avons reconnu une éruption galleuse sur toute l'habitude du corps.

L'état de ces malades ainsi constaté par nous, d'après notre examen, nous avons demandé au citoyen Mettemberg s'il consentait à se charger d'eux et à employer, dans leur traitement, son remède comme curatif et indicatif.

Le citoyen Mettemberg nous ayant répondu qu'il se chargerait volontiers des trois femmes, mais qu'il ne pouvait entreprendre le traitement des enfans, sans l'ajourner provisoirement ;

Nous lui avons remis les trois femmes malades, pour les traiter et leur administrer le régime convenable, et nous avons ajourné le traitement anti-psorique des deux enfans;

A 4

Et nous nous sommes ajournés au 19 brumaire prochain, à deux heures après midi, pour continuer à reconnaître les effets du remède du citoyen Mettemberg.

En foi de tout ce que dessus, nous avons tous signé au présent procès-verbal. Fait à Paris, les jour, mois et an que dessus.

Sept mots rayés, deux interlignés.

Signés, ANDRY, CARRET, AUVITY, LANSEL, GALÉS, DELUNEL et METTEMBERG.

QUATRIEME SÉANCE.

CEJOURD'HUI 19 brumaire, an 9, à deux heures après midi, nous soussignés officiers de santé de l'hospice de la Maternité, et nous commissaires nommés par le ministre de l'intérieur, nous nous sommes réunis audit hospice de la Maternité, ainsi que nous en étions convenus dans notre séance du 9 de ce mois, pour constater les effets du spécifique du citoyen Mettemberg.

Nous avons fait venir devant nous :

1°. Marianne Gilles, qui depuis nonidi dernier a constamment continué les lotions avec le spécifique du citoyen Mettemberg : nous avons reconnu que les boutons de l'éruption primitive continuaient à disparaître insensiblement ; que ceux de l'éruption secondaire tombaient en farine; que quelques nouveaux boutons paraissaient sur le corps; que le sein droit était entièrement guéri; que la malade avait encore de fortes moiteurs, et qu'en général elle éprouvait un mieux être considérable, ayant bon sommeil et bon appétit.

2°. Pierre Bléton, enfant, qui, depuis nonidi dernier a constamment continué à recevoir les lotions du spécifique du citoyen Mettemberg : nous avons reconnu que sa guérison continuait à être parfaite et qu'il ne paraissait plus sur son corps aucun symptôme de la maladie; nous avons remarqué qu'il habite la chambre des galleuses et qu'il couche avec Catherine Gallet, encore galleuse, sans éprouver d'autre effet de la continuation du remède, que de se préserver de la galle, de transpirer un peu et de se blanchir la peau; du reste, il a bon sommeil et bon appétit,

3°. Catherine Callet, qui depuis nonidi dernier a constamment

continué à recevoir les lotions du spécifique du citoyen Mettemberg : nous avons reconnu qu'elle continue à avoir une éruption
accompagnée de démangeaisons; que l'éruption primitive se dessèche et disparaît; que l'éruption secondaire s'anéantit successivement, et que quelques boutons paraissent encore sur l'habitude
du corps; du reste, la malade a bon sommeil et bon appétit, et
sa santé n'a pas même été altérée par une chûte qui avait fait
craindre une fausse couche : les lotions ont été suspendues tant que
les craintes ont duré.

4°. Catherine Jubert, qui depuis nonidi dernier a constamment
reçu les lotions du spécifique du citoyen Mettemberg. Depuis son
traitemeent, il s'est élevé des boutons sur tout le corps, et sur-tout
entre les doigts des mains, accompagnés de sueurs très-abondantes
et de très-fortes démangeaisons; ces boutons sont en très-grande
quantité, et ceux qui sont placés entre les doigts sont remplis
d'une matière blanchâtre et séreuse, très-abondante; nous avons
reconnu qu'ils commençaient à s'affaisser ; cette éruption a été
accompagnée d'un mouvement fébrile. La malade nous a déclaré
qu'elle éprouvait un mieux être général, et qu'elle recouvrait insensiblement l'appétit. Son enfant n'a pas été lavé, cependant il
transpire un peu; il a de nouveaux boutons et sa santé paraît
meilleure.

5°. Claudine Bouilly, qui depuis nonidi dernier a constamment
reçu les lotions du spécifique du citoyen Mettemberg. Nous avons
reconnu qu'elle a eu une forte éruption de boutons avec de
grandes démangeaisons, cette éruption qui s'est manifestée sur-tout
aux extrêmités supérieures, diminue insensiblement, se dessèche
et tombe en farine : nous avons remarqué que l'emploi du remède
et le traitement n'a contrarié en rien l'écoulement des lochies de
la malade, qui paraît d'ailleurs jouir d'un mieux être considérable.
Son enfant n'a point été lavé, il est à-peu-près dans le même
état, à quelques boutons près qui lui sont survenus; il est toujours
tourmenté de son ophtalmie, pour laquelle les officiers de santé de
l'hospice de la Maternité lui ont encore ordonné les vessicatoires :
sa complexion est très-faible; il a une forte éruption au bas de
la jambe droite, les grandes lèvres enflées et la jambe gauche dépouillée dans la partie inférieure.

6°. Elisabeth Moulins, qui depuis nonidi dernier a constamment reçu les lotions du spécifique du citoyen Mettemberg. Elle a éprouvé depuis le traitement des démangeaisons plus fortes qu'à l'ordinaire : le matin, elle a de fortes moiteurs ; les signes déjà évidens de la galle ont pris de l'accroissement ; l'éruption secondaire s'est manifestée sur différentes parties du corps, les boutons primitif se dessèchent et s'anéantissent ; du reste, la malade a bon sommeil, bon appétit et paraît éprouver un mieux être général.

D'après le procédé particulier au remède du citoyen Mettemberg, il n'a été administré aux malades aucun médicament anti-psorique interne, et le traitement s'est borné aux lotions avec le spécifique, modifié avec de l'eau, selon l'âge et les crises de la maladie : ces lotions ont toujours été faites sous les yeux du citoyen Galés, pharmacien de l'hospice de la Maternité et délégué par nous à cet effet. Les lotions et les ouvertures des boutons ont toujours été faites depuis le commencement des expériences, par le citoyen Mettemberg, qui a pris chaque fois une même bouteille pour tous ses malades et pour se préserver lui-même.

L'état des malades et les progrès de leur traitement ainsi constatés par nous, nous avons fait venir devant nous :

Marie Valet, enfant, âgé de deux ans et demi, à l'hospice depuis deux mois, et venant à cette époque de la campagne ; il nous a paru attaqué de la galle caractérisée par des boutons qui lui sont venus depuis vingt jours, pour avoir été soigné par Élisabeth Moulins, avant le traitement de cette dernière. La complexion de cet enfant est très-faible ; il est affecté d'un très-gros rhume, et a des croûtes à la tête.

Son état de maladie ainsi constaté par nous, nous avons demandé au citoyen Mettemberg s'il consentait à se charger de lui pour employer dans son traitement son remède comme curatif.

Le citoyen Mettemberg nous a répondu qu'il y consentait.

Nous lui avons ensuite demandé si, vû l'amélioration de la santé des deux enfans de Catherine Jubert et de Claudine Bouilly, il consentait à se charger d'eux pour employer dans leur traitement son remède comme curatif et indicatif ;

Le citoyen Mettemberg nous a répondu que, vû cette amélioration, il y consentait ;

Nous lui avons alors remis ces trois enfans pour les traiter et leur administrer son spécifique;

Et nous nous sommes ajournés au 29 de ce mois, à deux heures après midi, pour continuer à reconnaître les effets du remède du citoyen Mettemberg.

En foi de tout ce que dessus, nous avons tous signé au présent procès-verbal. Fait à Paris, les jour, mois et an que dessus.

Huit mots rayés nuls, trois interlignés.

Signés, ANDRY, CARRET, AUVITY, LANSEL, DELUNEL, GALÉS et METTEMBERG.

CINQUIÈME SÉANCE.

CE JOUR D'HUI 29 brumaire an 9, à deux heures après midi, nous soussignés officiers de santé de l'hospice de la Maternité, et nous, commissaires nommés par le ministre de l'intérieur, nous nous sommes réunis audit hospice de la Maternité, ainsi que nous en étions convenus dans notre séance du 19 de ce mois, pour constater les effets du spécifique anti-psorique du citoyen Mettemberg.

Nous avons fait venir devant nous :

1°. Marianne Gilles. Nous avons reconnu qu'elle a quelques nouveaux boutons aux plis des bras, et des jarrets; le sein continue à être parfaitement guéri; les gencives sont en meilleur état; la peau a repris sa blancheur et le ton de douceur qui lui est naturel; elle n'éprouve plus aucun des accidens qui la fatiguaient au commencement du traitement. Le citoyen Mettemberg continue à la laver avec son spécifique pur.

2°. Pierre Blétou. Sa guérison nous a paru être parfaite; il habite la chambre des galleuses et couche avec Catherine Gallet une des malades; il continue à n'éprouver, par l'usage du remède, d'autre effet que celui de se préserver de la galle, de se blanchir la peau et de transpirer un peu; il a d'ailleurs bon sommeil et bon appétit. Le remède à été constamment employé dans son traitement, à raison de moitié d'eau pour les quatre membres; et de sept huitièmes pour la tête et le trone.

3°. Catherine Callet.. Nous avons reconnu la disparition presque
totale de l'éruption qui fut reconnue au commencement du traitement, ainsi que de celle provoquée par l'emploi des lotions ;
les démangeaisons diminuent ; la peau reprend son état naturel
aux aisselles, à l'intérieur des bras et des cuisses, aux jarets, au
ventre, au dos, à la poitrine, tandis qu'il s'est fait une nouvelle
éruption à la partie postérieure des bras et des jambes ; depuis le
commencement de son traitement elle éprouve des moiteurs. Le
remède a constamment été employé pur. Les officiers de santé
de l'hospice de la Maternité ont jugé convenable de purger la
malade ; ils lui ont en conséquence ordonné une médecine qui lui
sera administrée.

4°. Catherine Jubert. Nous avons reconnu, dans cette malade,
la disparition des pustules primitives et l'éruption de nouveaux
boutons épars ; il y a une légère diminution dans les sueurs et
les démangeaisons. La malade éprouve un mieux être général ;
elle a un sommeil tranquille et meilleur appétit. Dans le fort de
l'éruption, provoquée par son spécifique, le citoyen Mettemberg,
pour prouver qu'elle était contagieuse, a offert de l'inoculer ; et
par faute de sujet, il s'est offert lui-même pour cet objet ; ce que
nous n'avons pas jugé convenable. A raison de l'augmentation des
forces de la malade et de la diminution progressive de sa grande
transpiration, le spécifique qui avait été modifié jusqu'à raison d'un
huitième d'eau, a été peu-à-peu employé jusqu'à égale partie d'eau
et de spécifique.

L'enfant de Catherine Jubert a été lavé avec la liqueur, à
raison d'un tiers sur deux tiers d'eau pour toutes les extrêmités, et
d'un huitième sur sept huitièmes pour le tronc : il a paru quelques nouveaux boutons, tandis que les primitifs se sont desséchés.
La santé de l'enfant paraît un peu meilleure, il est cependant fa-
tigué par la dentition.

5°. Claudine Bouilly. Nous avons remarqué une diminution considérable dans la première éruption et dans celle provoquée par
le premier emploi du remède ; quelques nouveaux boutons à la
partie supérieure des bras, ainsi qu'à la partie intérieure et postérieure des cuisses : peu de démangeaisons, peu de moiteurs ; une
nouvelle éruption aux jambes ; d'ailleurs bon sommeil, bon appétit et point de dérangement dans les lochies.

L'enfant de Claudine Bouilly a été lavé avec le remède modifié d'un quart sur trois quarts d'eau pour les quatre membres, et d'un dixième sur neuf dixièmes d'eau pour le tronc et les parties affectées : il a eu une éruption de boutons assez considérable sur toute l'habitude du corps; ses yeux vont un peu mieux. Les officiers de santé de l'hospice ont ordonné la cessation des vessicatoires, sur la demande du citoyen Mettemberg.

6°. Elisabeth Moulins, chez laquelle nous avons reconnu la disparition de l'éruption primitivement apparente et de celle provoquée : nous avons remarqué quelques-nouveaux boutons épars qui se dessèchent; la malade éprouve des moiteurs; elle a bon sommeil et bon appétit. Dans son traitement le spécifique a toujours été employé pur.

7°. Marie Valet, enfant, soumise au traitement du citoyen Mettemberg depuis le 19 de ce mois : nous avons reconnu que tous les boutons du corps étaient desséchés; que la peau avait repris par-tout son état naturel; que les boutons de la tête sont augmentés et qu'il a paru une grande quantité de poux; en conséquence la tête a été rasée le 26 de ce mois, et lotionnée avec un dixième du spécifique sur neuf dixièmes d'eau : le rhume qui fatiguait cet enfant a considérablement diminué; l'appétit et le sommeil sont meilleurs. Dans le traitement, le spécifique a été modifié avec moitié d'eau.

Les lotions et ouvertures de boutons ont constamment été faites par le citoyen Mettemberg, qui a pris chaque fois une même bouteille pour ses malades et pour se préserver lui-même; et ce-, en présence du citoyen Galés, pharmacien de l'hospice de la Maternité et délégué par nous à cet effet.

L'état de ces malades ainsi constaté par nous, nous nous sommes ajournés au 10 frimaire prochain, à deux heures après midi, pour continuer à reconnaître les effets du spécifique du citoyen Mettemberg.

En foi de tout ce que dessus, nous avons tous signé au présent procès-verbal, les jour, mois et an que dessus. Fait à Paris, le 29 brumaire, an 9.

Signés, DELUNEL, ANDRY, AUVITY, LANSEL, METTEMBERG, GALÉS et CARRET.

SIXIÈME SÉANCE.

Cejourd'hui, dix frimaire, an neuf, à deux heures après midi, nous soussignés officiers de santé de l'hospice de la Maternité, et nous, commissaires nommés par le ministre de l'intérieur, nous nous sommes réunis audit hospice de la Maternité, ainsi que nous en étions convenus dans notre séance du vingt-neuf brumaire, pour continuer à constater les effets du spécifique anti-psorique du cit. Mettemberg.

Nous avons fait venir devant nous :

1°. Marianne Gilles. Nous avons reconnu que l'anéantissement des éruptions provoquées était général ; que la peau a repris par-tout son état naturel ; qu'en un mot la malade est parfaitement guérie de tous les accidens qu'elle éprouvait avant son traitement, qui nous a paru complet. En conséquence nous l'avons mise hors des expériences et renvoyée à la maison des accouchemens.

2°. Pierre Bléton. Nous avons reconnu que cet enfant, qui, depuis long-tems, se préserve de la contagion de la gâlle par l'usage du remède, continue à être parfaitement guéri de tous les symptômes qu'il éprouvait avant son traitement : en conséquence nous l'avons mis hors des expériences.

3°. Catherine Callet. Nous avons reconnu que tous les symptômes qu'elle éprouvait avant le traitement, ont entièrement disparu. Nous la regardons comme parfaitement guérie. Mais le citoyen Mettemberg desirant lui donner encore des soins pour plus de sûreté, nous avons ajourné sa mise hors les expériences.

4°. Catherine Jubert. Nous avons reconnu que les boutons diminuent considérablement et que la matière qu'ils renferment est toujours séreuse et blanchâtre ; que les sueurs, qui diminuent toujours un peu, sont accompagnées de démangeaisons ; et qu'en général il y a amélioration dans le sommeil ; l'appétit et la santé.

L'enfant continue d'être lavé une fois par jour, à raison d'un tiers du remède sur deux tiers d'eau pour les extrémités, et d'un huitième du remède sur sept huitièmes d'eau pour le tronc. Nous avons reconnu que les boutons qui se dessèchent sont remplacés par d'autres, mais en moins grande quantité. L'enfant transpire beaucoup ; sa santé continue à paraître meilleure.

5°. Claudine Bouilly. Nous avons reconnu qu'elle a eu à la jambe droite une éruption considérable de boutons, qui se sont desséchés ; à mesure que cette dessication s'est faite sur toute l'habitude du corps, il en a reparu, mais en moins grande quantité. La malade a des moiteurs. Sa peau s'est blanchie et a repris son état naturel. L'écoulement des lochies a cessé après le tems de leur cours naturel. Bon sommeil, bon appétit, bien-être général.

Son enfant a été lavé une fois par jour avec le remède modifié de trois quarts d'eau pour les extrémités, et de sept huitièmes d'eau pour le tronc. A mesure que l'éruption, d'abord provoquée, s'anéantit, il s'en fait une nouvelle. Les yeux de l'enfant continuent d'aller mieux.

6°. Élisabeth Moulins. Nous avons reconnu que l'éruption provoquée et apparente était entièrement disparue. La malade nous a déclaré avoir la vue meilleure qu'avant le traitement. L'écoulement menstruel a eu lieu chez elle, sans être contrarié par le remède, qui a été modifié, pendant ce tems, avec moitié d'eau chaude. La malade a bon appétit et bon sommeil ; sa peau est généralement libre et égale par-tout : la transpiration continue d'avoir lieu.

7°. Marie Valet. Nous avons reconnu que les boutons sur le corps et les croûtes à la tête sont entièrement desséchés et guéris. Il ne reste plus qu'un léger engorgement à quelques glandes situées à la partie postérieure du col. L'enfant se porte bien.

Le citoyen Mettemberg a fait lui-même chaque fois les lotions et ouvertures des boutons. Il a pris chaque fois une même bouteille pour tous ses malades et pour se préserver lui-même, et ce en présence du citoyen Galés, pharmacien de l'hospice de la Maternité, et délégué par nous à cet effet.

L'état de ces malades ainsi constaté par nous, nous nous sommes ajournés au vingt frimaire, à deux heures après midi, pour continuer à reconnaître les effets du spécifique du citoyen Mettemberg.

En foi de tout ce que dessus, nous avons tous signé le présent procès-verbal, les jours, mois et an que dessus. Fait à Paris, ce dix frimaire, an 9.

Signés, Delunel, Andry, Carret, Auvity, Lansel, Galés et Mettemberg.

SEPTIÈME SÉANCE.

Ce jourd'hui, vingt frimaire, an 9, à deux heures après midi, nous soussignés, officiers de santé de l'hospice de la Maternité, et nous, commissaires nommés par le ministre de l'intérieur, nous nous sommes réunis audit hospice de la Maternité, ainsi que nous en étions convenus dans notre séance du dix de ce mois, pour constater les effets du spécifique anti-psorique du citoyen Mettemberg.

Nous avons fait venir devant nous :

1°. Catherine Callet. Nous avons reconnu qu'elle n'éprouve plus d'autre effet du remède qu'une transpiration plus abondante ; elle a d'ailleurs bonne santé ; sa peau est blanchie.

2°. Catherine Jubert. Nous avons reconnu qu'elle éprouvait un renouvellement successif et un peu diminutif de pustules aux mains et aux pieds. La matière qu'elles renferment n'est pas tout-à-fait si blanchâtre et si séreuse. La transpiration est toujours abondante. La malade éprouve un mieux être général. Elle a un bon sommeil et un assez bon appétit.

Son enfant n'éprouve presque plus d'éruption, mais il transpire toujours beaucoup. Sa santé continue à paraître meilleure. La tête, qui va mieux, continue à être fomentée, une fois par jour, avec un vingtième de liqueur sur dix-neuf vingtièmes d'eau, après avoir enlevé par degré les pellicules croûteuses.

3°. Claudine Bouilly. Nous avons reconnu qu'il y a chez elle continuation du renouvellement diminutif de quelques boutons épars, sur-tout entre les doigts. La transpiration est plus abondante. La malade éprouve encore un peu de démangeaisons.

L'enfant

L'enfant continue à avoir des éruptions renouvellées ; ses yeux vont beaucoup mieux. A l'époque de l'éruption, occasionnée par les lotions , les vessicatoires ont été supprimés.

4°. Élisabeth Moulins. Nous avons reconnu que le remède ne produisait plus sur elle d'autre effet qu'une transpiration naturelle ; elle a d'ailleurs bonne santé et bon appétit. Continuation de la guérison.

5°. Marie Valet. Nous avons également reconnu que l'emploi du remède ne produit plus sur cet enfant d'autre effet que de lui procurer des moiteurs le matin ; que, du reste, il jouit d'une bonne santé , et qu'il continue à habiter la chambre des galleuses, et à se préserver de la galle par l'usage du spécifique.

En conséquence de cet examen, nous avons reconnu que Catherine Callet , Élisabeth Moulius et Marie Valet étaient toutes trois parfaitement guéries des symptômes qui avaient nécessité leur traitement, et nous les avons mises hors des expériences.

Le citoyen Mettemberg nous a ensuite présenté différens malades qui ont été traités par lui, d'après son procédé particulier , et dont l'état de maladie avait été reconnu par nous antérieurement audit traitement. Nous avons reconnu, en les examinant ;

1°. Que Anne-Gabrielle Guyot, âgée de neuf ans , native de Paris , qui , d'après la déclaration de sa mère , a eu la galle à l'âge de cinq ans ; qui en a été traitée à l'hospice du Nord ; qui un an après a eu des dartres éparses et légères sur tout le corps ; qui enfin , à la disparition de ces dartres sans emploi de remède , a été attaquée d'une ophtalmie , résistant depuis quatre mois à tous les remèdes employés ;

A éprouvé , par l'usage du remède du citoyen Mettemberg , (commencé le dix-neuf brumaire) et successivement, des moiteurs assez fortes ; une éruption de petits boutons sur les quatre extrémités, avec démangeaisons et moiteurs ; une diminution dans l'inflammation et la supuration des yeux ; la disparition de l'éruption provoquée avec l'anéantissement presque total des démangeaisons ; une transpiration abondante le matin, un peu de rudesse dans la peau, de l'amélioration enfin dans les yeux ; du reste, bon appétit et bon sommeil. Dans ce traitement, le remède

B

a toujours été employé pur pour les quatre extrémités. Le tronc a été lavé de tems à autre avec un quart de la liqueur sur trois quarts d'eau.

2°. Que Léonard Fromentin, lieutenant invalide, âgé de vingt-deux ans, qui était attaqué depuis sept mois de la galle que lui avait communiquée Catherine Callet, son épouse, galle qui a résisté au traitement qu'il dit avoir subi à l'hôtel des Invalides;

A éprouvé, par l'usage du remède du citoyen Mettemberg, (commencé le 19 brumaire) et, successivement, la dessication de l'éruption apparente; l'éruption d'une quantité prodigieuse de petits boutons à la partie intérieure et extérieure de ses bras et de sa cuisse, avec augmentation de démangeaisons; la dessication de cette éruption provoquée, avec diminution dans les démangeaisons; l'apparition de quelques boutons épars sur l'habitude du corps; des sueurs abondantes la nuit; enfin la guérison totale et la cessation des démangeaisons. Bonne santé.

Il a déclaré ne pas avoir cessé l'usage de la liqueur pure, et n'en éprouver d'autre effet que d'avoir la transpiration plus facile et la peau plus blanche.

Nous l'avons en conséquence reconnu entièrement guéri depuis le dix de ce mois, et nous l'avons mis hors des expériences.

3°. Que Adrien Mien, âgé de quatre ans dix mois, natif de Paris, qui, sur la déclaration de sa mère qu'elle craignait qu'une galle dont il a été attaqué à l'âge de dix-huit mois ne fut mal guérie et ne fût la cause d'une couleur brune généralement répandue sur tout son corps, a été traité par le citoyen Mettemberg;

N'a éprouvé des lotions qui lui ont été faites chaque jour, depuis le 19 brumaire, d'autre effet qu'un peu de transpiration et la peau un peu rude, mais plus blanche, sans qu'il lui soit sorti un seul bouton, quoique le remède ait été employé d'abord avec moitié eau et ensuite pur : cet enfant a d'ailleurs bon appétit et bonne santé.

4°. Que Marie-Joséphine Labrosse, âgé de 28 ans, native de Paris, enceinte de sept mois et demi, qui était affectée d'une galle caractérisée par des boutons sur toute l'habitude du corps, accompagnée de fortes démangeaisons; qui, d'après sa

déclaration, avait en vain subi depuis neuf mois divers traitemens; qui s'était d'abord frottée avec une pommade où il entroit
sur-tout du mercure et de la poudre à tirer, remède qu'elle
avait interrompu à cause d'une fièvre quotidienne qui lui était
survenue; qui était ensuite entrée à l'hospice de la Salpétrière où elle s'était crue, au bout de trente-neuf jours, guérie,
à quelques démangeaisons près qu'elle éprouvait pendant la nuit;
et enfin qui, six semaines après ce traitement, avait repris sur
toute l'habitude du corps, des boutons qui ont insensiblement augmentés avec les démangeaisons;

A éprouvé, par l'usage du spécifique du citoyen Mettemberg,
(commencé le 5 frimaire) et successivement, des moiteurs; la dés-
sication des boutons qui existaient avant le traitement; l'éruption d'une quantité prodigieuse de boutons sur tout le corps; et
particulièrement sur les extrémités supérieures; le tout accompagné de fortes démangeaisons : du reste, la malade a bon appétit, bon sommeil et bonne santé. Le remède a été employé
pur.

Ladite Joséphine Labrosse nous a déclaré en outre qu'elle a
eu la galle à l'âge de huit ans; qu'elle en a été guérie avec une
pommade dans laquelle il entrait du souffre et du tabac; qu'à
la suite de ce traitement, il lui est survenue une éruption dartreuse sur toute l'habitude du corps, et qu'elle en a été guérie
en deux mois méthodiquement.

Les lotions et ouvertures de boutons dans ces différens traitemens ont toujours été faites par le citoyen Mettemberg, qui a pris
chaque fois une même bouteille pour tous ses malades et pour
se préserver lui-même; et ce en présence du citoyen Galés
pharmacien de l'hospice de la Maternité, et délégué par nous à
cet effet.

L'état des malades ainsi constaté par nous, d'après notre examen, nous nous sommes ajournés au trente de ce mois, à deux
heures après midi, pour continuer à reconnaître les effets du
spécifique du cit. Mettemberg.

En foi de tout ce que dessus, nous avons tous signé au présent procès-verbal, les jour, mois et an que dessus.

Signés, ANDRY, METTEMBERG, LANSEL, CARRET, AUVITY, GALÉS et DELUNEL.

HUITIÈME SÉANCE.

CEJOURD'HUI trente frimaire, an neuf, à deux heures après midi, nous soussignés, officiers de santé de l'hospice de la Maternité, et nous, commissaires nommés par le ministre de l'intérieur, nous nous sommes réunis audit hospice de la Maternité, ainsi que nous en étions convenus dans notre séance du vingt de ce mois, pour constater les effets du spécifique du citoyen Mettemberg.

Nous avons fait venir devant nous :

1°. Claudine Bouilly. Nous avons reconnu qu'elle éprouvait encore le renouvellement de boutons entre les doigts, avec démangeaisons. La matière qu'ils renferment est toujours un peu épaisse ; la peau a d'ailleurs repris son état naturel. Elle transpire beaucoup. Elle a bon sommeil, bon appétit, un lait plus abondant et dont la quantité paraît meilleure.

Son enfant nous a paru reprendre de la vigueur. L'éruption provoquée chez lui se dessèche successivement. Il a encore quelques boutons sur le tronc. Ses yeux continuent à aller mieux.

2°. Catherine Jubert. Nous avons reconnu chez elle la continuation du renouvellement des pustules entre les doigts des mains et des pieds ; mais en moins grande quantité. La peau reprend d'ailleurs son état naturel. La transpiration est moins forte ; mais toujours accompagnée d'un peu de démangeaisons. Il y a d'ailleurs grande amélioration dans la santé. La malade fait intérieurement usage des amers pour son estomac.

La tête de son enfant va mieux chaque jour. Les boutons du dos ont disparus. La transpiration est moins forte, et l'enfant reprend de la vigueur.

3°. Adrien Mien. Cet enfant continue à être lavé tous les soirs avec la liqueur pure pour les quatre membres, et modifiée avec trois quarts d'eau pour le tronc. Il ne lui est pas encore sorti un seul bouton. Il n'éprouve point de démangeaisons ; il a seulement des moiteurs le matin. La peau n'est plus si rude et se blanchit. Il a d'ailleurs bonne santé et bon appétit.

4°. Gabrielle Guyot. Nous avons reconnu que la peau a repris son état naturel, à un peu de rudesse près. La malade éprouve le matin de fortes moiteurs accompagnées d'un peu de démangeaisons. Elle a d'ailleurs bon sommeil, bon appétit et ses yeux continuent à aller de mieux en mieux. Le remède a été employé pur.

5°. Joséphine Labrosse: Nous avons reconnu que l'éruption provoquée tombe et s'anéantit à mesure qu'il paraît de nouveaux boutons; mais ceux-ci sont en moindre quantité. La malade éprouve le matin des moiteurs avec un peu moins de démangeaisons. Elle a d'ailleurs bon sommeil et bon appétit.

Les lotions et ouvertures de boutons ont constamment été faites par le citoyen Mettemberg, qui a pris chaque fois une même bouteille pour tous ses malades et pour se préserver lui-même, et ce en présence du citoyen Galés, pharmacien de l'hospice et délégué par nous à cet effet.

L'état de ces malades ainsi constaté par nous, d'après notre examen, nous nous sommes ajournés au dix nivôse prochain, à deux heures après midi, pour continuer à reconnaître les effets du spécifique du citoyen Mettemberg.

En foi de tout ce que dessus, nous avons tous signés au présent procès-verbal, les jour, mois et an que dessus.

Signés, LANSEL, CARRET, DELUNEL, AUVITY, ANDRY, METTEMBERG et GALÉS.

NEUVIÈME SÉANCE.

CEJOURD'HUI 10 nivôse, an 9, à deux heures après midi, nous soussignés, officiers de santé de l'hospice de la Maternité, et nous, commissaires nommés par le ministre de l'intérieur, nous nous sommes réunis audit hospice de la Maternité, ainsi que nous en étions convenus dans notre séance du trente frimaire dernier, pour continuer à constater les effets du spécifique anti-psorique du citoyen Mettemberg.

Nous avons fait venir devant nous:

1°. Claudine Bouilly. Nous avons reconnu le renouvellement de quelques boutons entre les doigts des mains, remplis d'une matière un peu épaisse et accompagnés de démangeaisons. La transpiration de la malade est toujours abondante. Elle a d'ailleurs bon appétit et bonne santé. Elle prend de l'embonpoint, de la vigueur et de la fraîcheur : ses taches de rousseurs pâlissent. A raison de son état de nourrice et de nouvelle accouchée, la liqueur a été modifiée depuis le commencement du traitement jusqu'à ce jour, avec moitié eau, qu'on a eu soin de prendre chaude, lors de l'écoulement des lochies.

2°. L'enfant de Claudine Bouilly. Nous avons reconnu que l'éruption provoquée continue à s'anéantir. La peau reprend son état naturel. L'enfant reprend de la vigueur, et ses yeux vont de mieux en mieux.

3°. Catherine Jubert. Nous avons reconnu qu'il n'y a plus de renouvellement des pustules qu'aux mains ; ces pustules sont toujours accompagnées de démangeaisons et quelques-unes sont remplies d'une matière assez épaisse. La transpiration est toujours assez abondante et accompagnée d'un peu de démangeaison. L'amélioration de la santé continue d'ailleurs à être marquante.

4°. L'enfant de Catherine Jubert. Nous avons reconnu qu'il a éprouvé une nouvelle éruption de quelques boutons sur le corps. Sa tête est guérie. Il reprend de la vigueur, et continue à aller de mieux en mieux.

5°. Adrien Mien. Nous avons reconnu que cet enfant continue à faire usage du spécifique pur, sans éprouver aucune démangeaison, ni aucune éruption de boutons. La peau qui était d'abord devenue rude, a repris son état naturel, et s'est blanchie. La transpiration est abondante. D'ailleurs bonne santé. Il continue à habiter avec les galleuses, et à se préserver de la galle par l'usage du remède.

6°. Gabrielle Guyot. Nous avons reconnu que la peau a repris sa douceur et sa souplesse naturelle. Cet enfant éprouve de fortes transpirations. Ses yeux vont de mieux en mieux ; d'ailleurs bonne santé.

7°. Marie-Joséphine Labrosse. Nous avons reconnu que l'éruption provoquée est presque anéantie. Les démangeaisons ont beaucoup diminué. La transpiration est abondante, et nous avons encore remarqué l'éruption de quelques boutons entre les doigts des mains, boutons remplis d'une matière épaisse. Le remède a été suspendu pendant quelques jours, à raison d'un mal de gorge et de douleurs d'oreilles survenues, et qui ont été dissipées par des cataplasmes, des gargarismes, etc. etc.

La malade a déclaré qu'elle était grosse pour la quatrième fois; que dans ses grossesses elle était sujette aux maux de gorge; que, dans sa dernière, elle a resté vingt-un jours à l'Hôtel-Dieu sans pouvoir rien avaler qu'un peu de liquide, et qu'elle a été sur le point d'y subir l'opération de la branchotomie.

Le citoyen Mettemberg nous a ensuite présenté le citoyen Réné Quilliers, homme de confiance, âgé de trente-un ans, natif de Poulet, département de la Mayenne, demeurant à Paris, rue Lepelletier, nº. 20. Ce citoyen affecté de la Galle a été vu, avant son traitement, par le citoyen Galés, pharmacien de l'hospice de la Maternité. Il a déclaré avoir eu déjà quatre fois la galle, à 22, à 24, à 27, et enfin à 30 ans. Il en était récemment attaqué depuis six semaines. Il s'est traité chez lui au moyen de deux bouteilles que lui a remises le citoyen Mettemberg. Il a déclaré avoir successivement éprouvé, par l'usage du remède, la dessication de l'éruption apparente, l'éruption d'une quantité dé boutons sur les quatre extrémités, avec augmentation dans les démangeaisons. La dessication de cette éruption provoquée, la cessation des démangeaisons et enfin la guérison. Il a déclaré en outre n'avoir pas discontinué l'usage du remède pur, et s'en être servi pendant quinze jours.

Les lotions et les ouvertures des boutons des malades de l'hospice ont constamment été faites par le citoyen Mettemberg, qui a pris chaque fois une même bouteille pour tous ses malades, et pour se préserver lui-même, et ce en présence du citoyen Galés, pharmacien de l'hospice, et délégué par nous à cet effet.

L'état des malades étant ainsi constaté par nous, nous nous sommes ajournés au vingt nivôse, à deux heures après midi, pour continuer à reconnaître les effets du spécifique du citoyen Mettemberg.

En foi de tout ce que dessus, nous avons tous signé au présent procès-verbal, les jour, mois et an que dessus.

Approuvé les mots rayés et interlignés.

Signés, LANSEL, AUVITY, DELUNEL, ANDRY, CARRET, GALÉS et METTEMBERG.

DIXIEME ET DERNIERE SÉANCE.

CEJOURD'HUI 20 nivôse, an 9, à deux heures après midi, nous soussignés, officiers de santé de l'hospice de la Maternité, et nous, commissaires nommés par le ministre de l'intérieur, nous nous sommes réunis audit hospice de la Maternité, ainsi que nous en étions convenus dans notre séance du dix de ce mois, pour constater les effets du spécifique anti-psorique du cit. Mettemberg.

Nous avons fait venir devant nous :

1°. Claudine Bouilly. Nous avons reconnu que la peau a généralemeut repris son état naturel; que les démangeaisons ont entièrement cessé; que la transpiration redevient naturelle. Elle a bon sommeil, bon appétit, de l'embonpoint et beaucoup de lait.

2°. L'enfant de Claudine Bouilly. Nous avons reconnu que la peau reprend son état naturel, et s'est blanchie; que les chairs, qui étaient molles avant le traitement, deviennent fermes. Il se porte bien; sa complexion se fortifie et ses yeux sont en bon état.

3°. Catherine Jubert. Nous avons reconnu que la peau reprend sa structure naturelle; que la transpiration est abondante; d'ailleurs bon sommeil, bon appétit et amélioration marquante dans la santé.

4°. L'enfant de Catherine Jubert. Nous avons reconnu que la peau s'est blanchie, et a repris son état naturel. La tête continue à être bien guérie. Il transpire facilement, et se porte de mieux en mieux.

5°. Adrien Mien. Nous avons reconnu qu'il continue à n'éprouver de l'usage de la liqueur pure aucune démangeaison, ni l'éruption d'aucun bouton. La transpiration est plus abondante qu'à l'ordinaire. D'ailleurs bon sommeil, bon appétit, bonne santé.

6°. Gabrielle Guyot. Nous avons reconnu qu'elle n'a plus aucun bouton, ni aucune démangeaison. La transpiration est abondante, et ses yeux vont bien. D'ailleurs bon sommeil, bon appétit, bonne santé.

7°. Marie-Joséphine Labrosse. Nous avons reconnu que la peau reprend son état naturel ; que la transpiration est abondante, et que d'ailleurs elle a bon appétit, bon sommeil et bonne santé. Elle attend de jour en jour son accouchement.

L'état de ces malades ainsi constaté par nous, nous les avons reconnus parfaitement guéris de tous les accidens qui ont nécessité leur traitement, et nous les avons mis en conséquence hors des expériences.

Le cit. Mettemberg nous a ensuite présenté les malades traités officiellement par lui et déjà mis par nous hors des expériences, savoir : Marianne Gilles, Catherine Callet, Pierre Bléton, Élisabeth Moulins, Marie Valet, Léonard Fromentin et Jean René Quilliers. Nous avons reconnu que leur guérison continue à être parfaite, et qu'ils jouissent tous d'une bonne santé. Les femmes ne sont pas encore accouchées.

Le cit. Mettemberg nous a observé que Pierre Bléton, douze jours après avoir été mis hors des expériences, et être entré à la crèche avec les autres enfans de son âge, a gagné la petite-vérole avec deux de ses camarades qui l'ont eu très-fort. Chez Pierre Bléton, au contraire, elle ne s'est manifestée que d'une manière très-bénigne : il a eu seulement soixante et dix pustules répandues sur toute l'habitude du corps. Leur dessication a commencé à se faire dès le sixième jour de l'éruption ; hormis les deux premiers jours de l'éruption, il n'a point eu de fièvre ni d'insomnie, et a constamment demandé à manger. Il est d'une constitution forte et replète.

Le cit. Mettemberg nous a ensuite observé que son procédé consiste généralement à faire aux malades des lotions aux quatre extrémités avec son spécifique pur. Ces lotions se font tous les jours, avant le coucher, environ deux heures après souper, au nombre de deux, l'une après l'autre et de suite : la première s'essuie avec un linge, décrasse la peau et ouvre les voies à la seconde ; la seconde lotion se laisse sécher sur la peau, sans l'essuyer.

Le citoyen Mettemberg lave aussi indifféremment le tronc avec sa liqueur modifiée de trois quarts d'eau ; il l'emploie en forme de fomentation. Cette fomentation, qui s'essuie chaque fois et qui se fait à volonté tous les soirs, ou de tems à autre, décrasse la peau, ouvre les pores et facilite la transpiration.

Il suspend ou modifie sa liqueur momentanément, avec suffisante quantité d'eau pour les parties les plus affectées d'éruption, de manière que, dans tous les cas, on n'éprouve qu'une légère impression. Il fait l'ouverture des gros boutons ; il facilite la sortie des matières non-naturelles, qui obstruent les pores de la peau. Il défend de se gratter ; mais il calme les démangeaisons, en passant à volonté l'éponge imbue d'un quart du remède sur trois quarts d'eau.

Le cit. Mettemberg nous a observé en outre, qu'il modifie son remède avec plus ou moins d'eau, suivant l'âge, la force et la complexion des malades, le tems des lochies et des menstrues, et les variations dans la crise de la maladie ;

Que pendant tout le traitement de ses malades, il ne leur a été administré aucun médicament anti-psorique interne, et que tout le traitement anti-psorique s'est borné aux lotions faites avec son remède ; que, pendant tout leur traitement, ses malades n'ont tenu aucun régime particulier ; que ceux de la maison ont pris les vivres ordinaires qui s'y distribuent, et qu'il a fait augmenter matin et soir d'un vermichel ou d'un riz et d'un verre de vin ; que ceux du dehors ont continué leur manière ordinaire de vivre et d'agir ; que, lors du fort de l'éruption et des démangeaisons qu'ont éprouvé quelques-uns de ses malades, il a diminué les vivres et suspendu momentanément le vin ; qu'il a fait observer un régime un peu adoucissant et tempérant, et que, dans les cas d'altération qu'ont éprouvé ces mêmes malades, ils ont bu une tisanne légèrement rafraîchissante, qui est la tisanne ordinaire qui se distribue à l'hospice ;

Que, dans les cas de saburre, le remède a été suspendu pour purger les malades ;

Qu'enfin il n'emploie pas d'autre moyen que son remède pour détruire la cause du vice psorique en général; mais que, dans les cas de complication, soit particulière, soit consécutive, soit étrangère, il a recours en même tems aux précautions convenables;

Et que les lotions et ouvertures de boutons nécessaires ont constamment été faites par lui, depuis le commencement des expériences jusqu'à ce jour, pour prouver l'effet préservatif.

Tous les malades confiés au cit. Mettemberg, pour être traités d'après son procédé particulier, se trouvant tous parfaitement guéris, nous avons en conséquence fermé les expériences à ce sujet et clos le présent procès-verbal, pour servir à ce que de droit.

En foi de tout ce que dessus, nous avons tous signé au présent procès-verbal, les jour, mois et an que dessus.

Signés, ANDRY, CARRET, AUVITY, DELUNEL, LANSEL, GALÉS et METTEMBERG.

Pour copie conforme à l'original,

Le ministre de l'intérieur,

J. CHAPTAL.

Le chef de la deuxième division,

LANSEL.

HOSPICE DE LA MATERNITÉ.

Observations particulières.

Agathe-Marguerite Leclerc, âgée de trente-deux ans, native de Paris, accouchée depuis quinze mois, nourrissant son enfant, était couverte d'une galle humide sur toute l'habitude du corps : elle a déclaré avoir la galle pour la première fois, gagnée il y a trois mois de son enfant, qui avait pris le sein d'une nourrice atteinte de la galle ; ce qu'elle ignorait.

Elle a commencé les lotions avec le spécifique anti-psorique du citoyen Metemberg le 28 frimaire : elle a éprouvé, en quinze jours, la dessication de toute éruption apparente, avec cessation de démangeaisons : l'éruption ne s'est renouvellée que sur le dos ; les autres parties du corps en ont été exemptes ; la peau a été généralement rendue à son état naturel le 18 nivose ; et depuis cette époque, elle a constamment continué, jusqu'à ce jour, les lotions avec la liqueur pure employée sur les quatre membres, et les fomentations avec un $\frac{1}{4}$ du spécifique sur $\frac{3}{4}$ d'eau pour le tronc, sans éprouver d'éruption nouvelle de boutons.

L'enfant d'Agathe-Marguerite Leclerc était affecté de croûtes à la tête, de galle sur toute l'habitude du corps, avec excavation considérable à la main droite.

Il a été lavé en même tems que sa mère ; il a éprouvé successivement la dessication de l'éruption apparente, de plusieurs éruptions renouvellées et la guérison générale de tous les maux qui avaient nécessité son traitement.

La tête et le tronc ont été fomentés avec un $\frac{1}{8}$ du remède sur $\frac{7}{8}$ d'eau ; la main affectée a aussi été fomentée de même et ensuite recouverte d'un onguent adoucissant ; les autres parties du corps ont été lotionnées avec un $\frac{1}{4}$ du remède sur $\frac{3}{4}$ d'eau.

Marie-Jeanne-Victoire Rivière, âgée de trente-neuf ans, native d'Argenteuil, département de la Seine, accouchée depuis treize mois et demi, nourrissant son enfant, était affectée d'une galle sèche sur toute l'habitude du corps ; elle a déclaré avoir la galle pour la première fois et en être affectée depuis trois mois ; elle assure l'avoir gagnée de son enfant, qui lui-même l'avait prise d'une nourrice infectée de la galle, sans le savoir.

Elle a commencé les lotions avec le spécifique anti-psorique du citoyen Mettemberg, le 28 frimaire ; elle a éprouvé, en moins de quinze jours, la dessication générale de toute éruption et la guérison totale.

Elle a constamment continué, jusqu'à ce jour, les lotions avec la liqueur pure sur les quatre membres, et les fomentations avec un $\frac{1}{4}$ du spécifique sur $\frac{3}{4}$ d'eau, pour le tronc et le visage, sans qu'il reparaisse aucune nouvelle éruption de boutons.

L'enfant de Marie-Jeanne-Victoire Rivière, faible de complexion, était couvert de croûtes à la tête, de clous, d'abcès et de galle sur toute l'habitude du corps ; le milieu de la conque de l'oreille droite était ulcéré ; l'enfant était dans un état de marasme, tourmenté d'une diarrhée opiniâtre ; sa mort paroissait prochaine.

Le citoyen Mettemberg hésita d'abord à l'entreprendre ; mais au bout de quelques jours, il fit commencer son traitement ; l'enfant fut généralement fomenté avec environ un $\frac{1}{15}$ de sa liqueur sur $\frac{14}{15}$ d'eau ; ensuite progressivement, il fut lotionné aux quatre membres avec un $\frac{1}{4}$ du spécifique sur $\frac{3}{4}$ d'eau, et fomenté sur la tête, l'oreille et le tronc, avec un $\frac{1}{8}$ du remède sur $\frac{7}{8}$ d'eau.

Les clous et les abcès ont été recouverts d'emplâtres et de cataplasmes ; ils ont percés d'eux-mêmes.

Le petit malade a éprouvé successivement la dessication de l'éruption apparente, de plusieurs éruptions considérables et réitérées, la cessation absolue des éruptions, ainsi que du dévoiement. Sa santé s'est sensiblement améliorée ; enfin il a obtenu une guérison totale. L'embonpoint et tous les signes propres à la confirmer n'ont laissé aucun doute sur cette guérison.

Le citoyen Mettemberg a déposé une quantité suffisante de son spécifique anti-psorique, pour le traitement de ces quatre malades, entre les mains du citoyen Galès, pharmacien en chef de l'hospice de la Maternité, et de la citoyenne Guerrier, surveillante de l'infirmerie dudit hospice, lesquels on fait laver, chaque soir, les malades sous leurs yeux et sous la direction du citoyen Mettemberg ; chacune des deux mères a fait elle-même les lotions, fomentations et ouvertures de boutons nécessaires, tant pour elle que pour son enfant.

Les femmes n'ont tenu aucun régime particulier; elles ont vécu de la vie commune de l'hospice, et les enfans ont été nourris du lait de leurs mères.

Il n'a été administré aux malades aucune tisanne ni aucun médicament interne, et tout le traitement s'est borné aux lotions faites avec le spécifique; sinon que les femmes ont été purgées chacune une fois, pour avoir éprouvé, toutes deux, des indications ordinaires de saburre; et qu'il a été appliqué aux enfans les topiques accessoires, dont il est déja fait mention.

Ces quatre malades ont été présentés à la séance des 30 frimaire, 10 et 20 nivose, de la commission nommée pour cet effet par le gouvernement; ils ont été vus depuis cette époque par le citoyen Carret, docteur en médecine et en chirurgie, et l'un des commissaires;

D'après quoi, les présentes observations ont été recueillies et rédigées pour servir au besoin.

Fait à Paris, le 28 pluviose, an 9 de la république française.

DELUNEL, CARRET, *commissaires.*

Je reconnais avoir reçu du citoyen Mettemberg, officier de santé, des bouteilles de sa quintessence anti-psorique, qui ont été employées pour la guérison d'Agathe-Marguerite Leclerc, et de Marie-Jeanne-Victoire Rivière et de leurs enfans.—Donné à Paris, le 14 ventose, an 9.

Signé, GUERRIER, *surveillante de l'infirmerie de l'hospice de la Maternité.*

Pour copie conforme à l'original,

Le ministre de l'intérieur,

J. CHAPTAL.

Le chef de la deuxième division,

LANSEL.

Pièce justificative de l'existence, depuis sept ans, du Remède anti-psorique du citoyen Mettemberg, et de ses démarches près du gouvernement, pour en obtenir l'emploi.

ÉGALITÉ. LIBERTÉ.

RÉPUBLIQUE FRANÇAISE.

Paris, le 25 frimaire, an 3e. de la république française, une et indivisible.

La commission des secours publics,

Au citoyen Mettemberg, chirurgien en chef de brigade, au quartier-général de l'avant-garde de l'armée du Rhin.

Nous te prévenons, citoyen, que nous transmettons à la commission de santé le remède pour la guérison de la galle, que, d'après l'invitation faite par le comité militaire à tous les officiers de santé, tu proposes pour les militaires atteints de ce mal.

Nous l'invitons à nous communiquer le résultat de son examen sur l'utilité qu'il peut présenter pour le soulagement de nos frères d'armes, et nous t'en instruirons.

Salut et fraternité. DERNIAU.

Note de l'auteur. — Je pourrais publier une foule de pièces justificatives qui prouvent toutes que depuis sept ans j'ai constamment sollicité du gouvernement des expériences officielles, qui seules me paraissent offrir au public une authenticité irrécusable. Mais je ne veux ici, ni parler en détail des démarches multipliées que j'ai faites à ce sujet, ni retracer les obstacles nombreux que j'ai rencontrés, et que je n'ai pu vaincre enfin qu'au bout de dix-huit mois de séjour à Paris.

Il est naturel de penser que, sur-tout depuis sept ans, toujours occupé de mon objet, j'ai consolidé mes idées, perfectionné mon remède, ainsi que la manière de l'employer, et que je leur ai donné plus d'étendue.

La lettre ci-dessus, prouvera à mes lecteurs que déjà, à l'époque où elle m'a été écrite, je m'occupais sérieusement des moyens d'obtenir leur confiance.

Attestations légales de l'authenticité du remède anti-psorique du citoyen Mettemberg, délivrées par les autorités constituées du lieu de naissance, de la commune et des cantons voisins de l'ancien domicile de son inventeur.

DEPARTEMENT DU HAUT-RHIN.

Canton et commune de Sainte-Marie-aux-Mines.

L'administration municipale de Sainte-Marie-aux-Mines certifie que le citoyen Mettemberg, ex-chirurgien-major des corps armés, officier de santé, domicilié en cette commune depuis quatre ans, y a donné des preuves constantes et non-équivoques de sa moralité civique et politique, qu'il y a exercé son art avec autant de distinction que d'humanité, qu'enfin il a rempli tous les devoirs d'un bon citoyen.

Fait à Sainte-Marie-aux-Mines, le 27 ventose, an 7 de la république française, une et indivisible.

Les président et administrateurs municipaux dudit Sainte-Marie.

J. Chenal, Pt., J.J. Vengue-Roth, Alexandre Wichard, J. D. Vautrinot, Jean Lhuillier et J. C. Colotte, *secrét.*

Sainte-Marie-aux-Minès, le 4 nivose an 6 de l'ère républicain.

Mathieu, commissaire du directoire-exécutif, près la commune et le canton de Sainte-Marie-aux-Mines, département du Haut-Rhin,

Au Directoire exécutif.

CITOYENS DIRECTEURS,

Ma surveillance sur tout ce qui concerne, ou qui peut intéresser le bien général et particulier, me fait un devoir de vous

adresser

adresser cinq exemplaires des imprimés du citoyen Mettemberg , officier de santé en cette commune, concernant la guérison parfaite , et en peu de tems, de la galle, des dartres et de toutes sortes de démangeaisons de la peau, sans le secours d'aucun médicament interne. J'ai suivi de près la vertu de son eau, inconnue à la médecine, et journellement elle fait des progrès.

La galle est un fléau qui désole nos armées, et dont le traitement, soit dans les hôpitaux, soit à la suite des corps armés, devient infiniment onéreux à la république, tant par sa longueur que par les maladies secondaires qui en résultent, et par la multiplicité des inconvéniens que ce traitement entraîne.

Cet officier de santé , par l'expérience de son eau, console bien des citoyens de mon arrondissement et des environs, qui se croyaient incurables , et qui aujourd'hui se portent bien.

Je ne puis donc , citoyens Directeurs , vous laisser ignorer cette nouvelle invention , qui est le fruit de son application et de ses recherches , et qui mérite votre plus grande attention, à la vue des journées d'hôpitaux, que l'usage de son topique épargnerait au trésor public, ainsi que la perte du linge et des fournitures , et tous ces accessoires coûteux, qu'il faut procurer aux chirurgiens des corps, pour le traitement ordinaire de leurs galleux respectifs.

L'intention dudit officier de santé, auquel j'ai parlé, est aussi de faire connaître son eau au gouvernement, et il offre en conséquence de faire preuve de son efficacité et de sa sûreté dans les hôpitaux militaires de Strasbourg, sous les yeux du citoyen Lorentz, médecin en chef.

Vous sentirez déjà, citoyens Directeurs, qu'en employant cette eau, tant dans les armées que dans les hôpitaux militaires , il en résultera au moins deux ou trois millions d'économie, par an, au trésor national.

Par le même courrier, j'ai aussi envoyé quelques imprimés au ministre de la guerre.

Salut respectueux,

MATHIEU.

Nota.—Le 21 nivose, an 6, le Directoire annonça au citoyen Mathieu le renvoi de cette affaire au ministre de l'intérieur.

C

DÉPARTEMENT DU HAUT-RHIN.

Canton et commune de Sainte-Marie-aux-Mines.

L'administration municipale de Sainte-Marie-aux-Mines atteste qu'il est de sa notoriété, que l'essence ou l'eau contre la galle et d'autres maladies de la peau, du citoyen Mettemberg, officier de santé en cette commune, a produit les meilleurs effets avec toute la sûreté possible ; que bien loin d'avoir jamais vu succéder aucun danger à ce spécifique, différens individus, affectés de maux de poitrine, d'yeux, d'abcès et d'autres indispositions, à la suite de la répercution de la galle, par le moyen de divers onguens, ont été délivrés de ces maux par l'influence de ses effets merveilleux, et qu'enfin on ne peut donner trop d'authenticité à un remède aussi salutaire qu'avantageux au public.

Fait en séance de l'administration municipale, à Sainte-Marie-aux-Mines, le 29 pluviose, an 6 de la république française, une et indivisible.

Signé. J. CHENAL, *présid.*; JEAN LHUILLIER, J. REISSLE, ALEXANDRE WICHARD, J. J. VENGUEROTH et J. C. COLOTTE, *secr.*

Vu par le commissaire du Directoire exécutif.

Signé, MATHIEU.

DÉPARTEMENT DES VOSGES.

Canton de Laveline.

L'administration municipale du canton de Laveline, département des Vosges, certifie d'après des informations positives, que l'essence contre la galle et d'autres maladies de la peau, inventée par le citoyen Mettemberg, officier de santé, patenté à Sainte-Marie-aux-Mines, département du Haut-Rhin, a produit dans les campagnes de notre arrondissement les meilleurs effets ; que des familles entières affectées de galles des plus invétérées, qui avaient résisté pendant plusieurs années à tous autres remèdes, et que l'on croyait incurables, ont été promptement et agréablement délivrées de ce fléau par l'influence de ses effets prodigieux ; que depuis elles se portent à merveille ; et qu'enfin ceux qui en font usage ne font qu'en louer l'efficacité et la sûreté.

Fait à Laveline, en séance publique, le 17 ventose, an 6 de la république française, une et indivisible.

Signés, J. B. Thiebaut, *président ;* N. Thomas; J. B. Grégoire; Henry, *secrétaire.*

Vu par le commissaire du Directoire exécutif près l'administration municipale du canton de Laveline, département des Vosges, le 17 ventose; an 6 de la république française, une et indivisible.

Signé, LARMINACH.

DÉPARTEMENT DU HAUT-RHIN.

Canton de Sainte-Croix-aux-Mines.

L'administration municipale du canton de Sainte-Croix-aux-Mines, département du Haut-Rhin;

D'après divers renseignemens qui lui sont parvenus, atteste à qui il appartiendra que la composition d'une eau contre la galle, faite par le citoyen Mettemberg, officier de santé, patenté à Sainte-Marie-aux-Mines, a été distribuée à divers citoyens dudit canton; qui s'en sont bien trouvés; qu'ils ont été guéris sans avoir essuyé, par le traitement, le moindre inconvénient, et que ce remède paraît aussi simple qu'utile; qu'il serait à desirer que son usage en fût plus répandu, sur-tout dans les hôpitaux militaires et parmi les gens de campagne, qui ne connaissent point le danger de conserver une pareille maladie, principe d'une infinité d'autres qui les conduisent au tombeau, sans qu'ils s'imaginent qu'elles proviennent de leur négligence et de leur insouciance pour ladite galle, qu'ils croyent souvent passée par vétusté.

En foi de quoi, nous apposons volontiers le sceau de l'administration. Fait en séance à l'administration municipale du canton de Sainte-Croix-aux-Mines; le 21 ventose, an 6 de la république française, une et indivisible.

Signés, J. B. Nicole, *président ;* Fettet, G. Guerre, Jacob Repplé, J. B. Houin et E. Collombel, *pour le secrétaire.*

Vu par le commissaire du Directoire exécutif dudit canton.

Signé, H. COLLOMBEL.

C 2

DÉPARTEMENT DU HAUT-RHIN.

Canton et commune de Sainte-Marie-aux-Mines.

L'administration municipale de Sainte-Marie-aux-Mines, atteste à tous ceux qu'il apartient, qu'il est de sa pleine connaissance que les succès merveilleux de l'essence anti-psorique du citoyen Mettemberg, officier de santé en cette commune, se soutiennent; que depuis le certificat donné par la susdite administration, le 29 pluviose dernier, elle a constamment vu de nouvelles preuves de cette assertion; qu'enfin cet officier de santé, par son traitement particulier, a guéri non-seulement toutes sortes de galles, même les plus invétérées et celles qui avaient résisté à tous les remèdes de l'art, mais encore une foule de maux occasionnés par la répercution et la dégénération de la galle; qu'entre autres des ulcères qui provenaient de sa dégénération, et qui par leur ancienneté et leur opiniâtreté étaient regardés comme incurables, ont été radicalement guéris en rappelant à la peau la matière morbifique et la tarissant ensuite; elle certifie en outre que toutes les cures faites depuis nombre d'années par ce spécifique dans son arrondissement, se soutiennent, et que tous ceux qui en ont fait usage, se portent à merveille.

Fait audit Sainte-Marie, en séance publique, le 5 brumaire, 7ᵉ année de la république française.

Les président et administrateurs municipaux de Ste.-Marie.

Signés, J. CHENAL, *président*; VICHARD, JEAN L'HUILLIER, J. D. VAUTRINOT, J. J. VENGUEROTH, J. C. COLOTTE, *secrétaire.*

Je signe le présent certificat avec autant de plaisir que de satisfaction, pour avoir moi-même fait usage du spécifique dont il s'agit, et par lequel je suis radicalement guéri. Fait par le commissaire du Directoire exécutif, à Sainte-Marie-aux-Mines, le 5 brumaire, an 7 de la république.

Signé, C. MATHIEU.

Vu pour servir de légalisation. Fait en séance de l'administration centrale du département du Haut-Rhin, à Colmar, le 23 frimaire, an 7 de la république française.

Signés, RICHERT, GROSSE, *secrétaire-adjoint*

DÉPARTEMENT DU HAUT-RHIN.

Canton de Sainte-Croix-aux-Mines.

L'administration municipale du canton de Sainte-Croix-aux-Mines, desirant donner la plus grande publicité aux succès merveilleux qu'a constamment obtenu, dans les communes de son arrondissement, l'essence anti-psorique du citoyen Mettemberg, officier de santé à Sainte-Marie-aux-Mines, certifie que depuis le 21 ventôse dernier, époque où elle lui a délivré un certificat favorable au sujet de son essence, le susdit citoyen Mettemberg a opéré dans le canton, par cette même essence, les guérisons les plus étonnantes dans des sujets affectés de toutes sortes de galles, contre lesquelles tous les remèdes de l'art restèrent sans effet; ou affligés de maux occasionnés par la répercution et la dégénération du vice psorique; entre autres cures remarquables, il a entrepris de guérir une fille résidant à Liepvre, d'ulcères provenant de la dégénération dudit vice, qui par leur ancienneté et opiniâtreté étaient regardés comme incurables. Le citoyen Mettemberg, en rappellant par son essence la matière morbifique à la peau, et en la tarissant, est parvenu à arracher cette malheureuse fille à la mort, que les gens de l'art crurent inévitable. Enfin, l'administration certifie que toutes les cures faites dans son ressort, par le spécifique ci-dessus, depuis nombre d'années, se soutiennent, et que la bonne santé de ceux qui en ont fait usage est la preuve la plus certaine de ses effets bienfaisans.

C'est par ces motifs, que l'administration a délivré au susdit officier de santé, le présent certificat, en recommandant son spécifique à l'humanité souffrante.

Fait à Sainte-Croix-aux-Mines, le 10 brumaire, an 7.

Signés, Mathieu, *président;* J. D. Thiébauld; J. B. Margot, Joseph Kilfiger; par l'administration, Ludwig, *secrétaire.*

Vu par le commissaire du Directoire exécutif près l'administration municipale du canton de Sainte-Croix-aux-Mines.

Signé, LEGUAY.

Vu pour servir de légalisation. Fait en séance de l'administration centrale du Haut-Rhin, à Colmar, le 23 frimaire, an 7 de la république. *Signés*, Richert, Grosse, *secrétaire-adjoint.*

DÉPARTEMENT DU HAUT-RHIN.

Canton de la Poutroye.

Nous, les président et membres de l'administration municipale du canton de la Poutroye, département du Haut-Rhin, certifions qu'il est à notre connaissance, que l'eau ou l'essence contre la galle, démangeaisons et autres maladies de la peau, de l'invention et composition du citoyen Mettemberg, officier de santé à Sainte-Marie-aux-Mines, a produit dans notre arrondissement les meilleurs effets; que différens particuliers, infectés de galles invétérées, en ont été promptement et radicalement guéris; que d'autres affligés de dartres, qui dataient de plusieurs années, d'ulcères, qui avaient été envisagés comme incurables, et qui provenaient de la répercution de la galle, ont également été guéris en rappelant à la peau le venin répercuté; que tous ceux qui ont fait usage de cette eau sont bien portans, et que toutes les cures procurées par son moyen se soutiennent; en foi de quoi, nous lui avons délivré le présent certificat, pour lui servir et valoir, ce qui appartiendra.

Fait à la Poutroye, le 20 brumaire, an 7 de la république. *Signés*, Maire, *président;* N. Marcot, J. Thirier, J. N. Jacques, J. Evrard, Muller, *secrétaire en chef.*

Vu par le commissaire du Directoire exécutif, qui certifie la vérité des faits attestés au certificat ci-dessus,

Signé, J. GRÉNEZ.

Vu pour servir de légalisation. Fait en séance de l'administration centrale du département du Haut-Rhin, ce 23 frimaire, an 7 de la république française.

Signés, Richert, Grosse, *secrétaire-adjoint.*

DÉPARTEMENT DES VOSGES.

Canton de Bertrimoutier.

Je soussigné Jean-Claude Dargot, âgé de vingt-six ans, volontaire à la 5e. compagnie du 12e. bataillon du Jura, certifie qu'étant affecté depuis long-tems d'un ulcère très-considérable, accompagné d'un dégoût puant et abondant, et menacé de gangrène à la partie moyenne de la jambe gauche, joint à l'insomnie, la perte de l'appétit, l'amaigrissement et le dépérissement de tout mon corps ; je fus d'abord près de huit mois à l'hôpital de Saint-Dié, pour m'en faire guérir ; mais ayant vu que mon état, de jour en jour plus déplorable, était opiniâtre à tous les remèdes qu'ont put m'administrer ; ayant entendu dire, par voix indirecte, qu'il était question de m'y couper la jambe, je me retirai, dans le désespoir, chez feu le citoyen Jean-Baptiste Coudret, adjoint municipal aux Hautes-Fosses, près Saint-Dié, mon beau-frère, où je laissai encore empirer ma situation ; qu'enfin on m'amena le citoyen Mettemberg, officier de santé à Sainte-Marie-aux-Mines, qui avait été appellé chez un malade du village ; lequel m'ayant fait différentes questions, je lui répondis qu'effectivement cet accident m'était survenu après une galle, dont j'avais été bien guéri par le moyen des onguens qu'on m'avait administrés, et que depuis, je n'en avais eu aucun ressentiment ; je lui montrai mes mains, ainsi que d'autres parties de mon corps, qui étaient très-propres. Votre langage suffit, me répliqua-t-il, mon ami ; votre état malheureux est sûrement occasionné par la répercution de la galle ; j'entreprendrai, si vous voulez, dès-à-présent, votre traitement avec plaisir ; et pour vous inspirer en moi la confiance qui vous est nécessaire, je ne vous demande aucun salaire, que vous ne soyez radicalement guéri, et que vous ne jouissiez d'une santé louable, à condition que vous suivrez mes avis.

Quoique je ne pouvais me persuader que l'origine de mon mal provenait de la galle, dont je croyais être bien guéri, je me résolus tout de suite à ses volontés, en estimant que son traitement ne pouvait me rendre pire que j'étais, excepté la mort, laquelle ne me fesait pas peur, tant mes douleurs étaient vives. Cet officier de santé revint au bout de deux jours, m'apporta d'une certaine eau, en me recommandant de m'en laver tous les jours deux fois l'une après l'autre, les quatre membres, tel qu'il est prescrit dans ses imprimées, et d'en laver aussi l'ulcère soir et matin, mêlée avec beaucoup d'eau commune, et d'y mettre par dessus un emplâtre qu'il me donna sous le nom d'emplâtre de Nuremberg ; de le changer à chaque pansement ; ce qu'ayant fait avec toute l'exactitude qui m'était possible, je commençai à devenir comme un lépreux par tout mon corps, par le déplacement de l'hu-

C 4

meur du dedans au dehors, laquelle se renouvellait à mesure qu'elle séchait, jusqu'à ce que toutes les sources en furent taries ; le dégoût de mon ulcère diminua de jour en jour; les chairs baveuses devinrent fermes et solides ; le sommeil, l'appétit me revinrent insensiblement, ainsi que l'embonpoint et les forces ; et petit à petit, j'ai recouvré la santé, le feu de la jeunesse, que j'avais perdu, avec la conservation de ma jambe, la cure radicale de mon ulcère, de toute humeur cutanée, enfin de toute indisposition quelconque.

Ce que je certifie sincère et véritable. Fait aux Hautes-Fosses, ce 23 pluviose, an 6 de l'ère républicaine.

Signé, D A R G O T.

Nous soussigné résidans auxdites Hautes-Fosses, canton de Bertrimoutier, département des Vosges, certifions à tous ceux qu'il appartiendra que l'exposé ci-dessus est la pure vérité, et que nous sommes tous témoins de cette cure étonnante, opérée par l'eau ou le remède spécifique dudit citoyen Mettemberg. Fait audit lieu, ce 23 pluviose, an 6 de la république française.

Signés, J. B. COLNÉ, J. B. SAINT-DIZIER, M. J. DARGOT, veuve de J. B. COUDRET, LÉOPOLD AUBERT, JOSEPH JACQUOT, J. B. PERRIN, J. B. RENAUX, J. N. FRESSE, J. B. CLÉMENT, J. B. LAMBLE, NICOLAS VINCENT, SÉBASTIEN COLIN

Je soussigné agent-municipal de la commune de Reymont-les-Fosses, certifie ; 1°. la vérité de l'exposé ci-dessus, en étant moi-même aussi témoin ; 2°. que les douze signatures ci-dessus sont véritablement les signatures des citoyens et citoyennes domiciliés auxdites Hautes-Fosses, dépendance de la commune de Reymont-les-Fosses, canton de Bertrimoutier, département des Vosges, et que foi doit y être ajoutée, tant en jugement qu'autrement. Fait audit lieu, ce 23 pluviose, an 6 de la république française.

Signé, J. B. C O L N É, *agent*.

Vu par l'administration municipale du canton de Bertrimoutier, département des Vosges, qui atteste en outre qu'il est de sa pleine connaissance que différens individus du canton affectés de la galle et de dartres, et même depuis plusieurs années, ont été radicalement guéris par le moyen de l'eau spécifique dudit cit. Mettemberg, et que depuis, ces individus se portent à merveille, sans que jamais ils ayent été inquiétés par aucun accident ; que tous ceux qui en ont fait usage , ne font qu'en louer l'efficacité et la sûreté.

Fait en séance , à Bertrimoutier , le 23 pluviôse , an 6 de la république française , une et indivisible.

Signés, FRANÇOIS MERCY, CHEVALIER, J. CHRÉTIEN, DIDIER, J. B. REY, *président ;* J. F. GROSMAIRE , LAUGIER , *commissaire ;* GRANDMAIRE , *secrétaire.*

DÉPARTEMENT DES VOSGES.

Canton de Bertrimoutier.

Je soussigné Jean-Louis Cunin , ex-capitaine au 14ᵉ. bataillon des Vosges, compagnie n°. 7 , retiré à Lusse , canton de Bertrimoutier , département des Vosges , certifie qu'étant depuis long-tems affecté d'une oppression de poitrine , joint à un mal-aise général et une démangeaison périodique , sur différentes parties de mon corps , et qu'ayant en vain suivi le traitement de plusieurs officiers de santé , j'allai consulter le citoyen Mettemberg , ex-chirurgien-major des armées , retiré à Sainte-Marie-aux-Mines, le 25 floréal de l'an 6 ; lequel m'ayant fait différentes questions , je lui répondis qu'effectivement avant cet accident j'avais eu la galle dans les armées , mais que j'en avais été bien guéri par le moyen des médecines et des onguents mercuriels qu'on m'avait administrés ; qu'ensuite il me dit que malgré ma certitude sur la guérison de la galle , il ne doutait nullement que ma situation critique ne soit occasionnée par sa dégénération ou sa répercution ; qu'il allait en conséquence me donner une bouteille de sa liqueur anti-psorique , qui dans tous les cas , ne pouvait me nuire , et confirmerait immanquablement son dire , en rappellant à la peau ma galle rentrée ; je me résolus à son traitement , dont les succès surpassèrent mon attento , car ma surprise agréable fut au bout de quelques jours de sentir ma poitrine se débarrasser , mon mal-aise se changer en un mieux être général ; de revoir la galle se manifester de jour en jour , jusqu'au point de devenir pis que la première fois , étant comme un lépreux et hors d'état de quitter la chambre , situation qui ne dura que quatre jours , car insensiblement le venin s'est tari , jusqu'au seizième jour , époque où j'avais usé deux bou-

teilles du remède, et où je fus radicalement guéri, tant de l'oppression de poitrine, que de mon mal-aise général, de ma galle et des
démangeaisons ; et je jouis de la meilleure santé possible et d'un
embonpoint, que je n'avais pas encore eu. Fait à Lusse, le 18
brumaire, an 7 de la république française, une et indivisible.

Signé, J. L. C U N I N.

L'agent municipal de la commune de Lusse, atteste que la si-
gnature apposée au bas du certificat ci-d'autre part, est celle du
citoyen J. L. Cunin, qui en a fait la délivrance, et que foi doit
y être ajoutée. Fait à Lusse, le 21 nivôse, an 7 de la république
française.

Signé, N. V I N C E N T.

Vu par nous membres de l'administration municipale du canton
de Bertrimoutier, département des Vosges, certifions que la si-
gnature ci-dessus est celle du citoyen Nicolas Vincent, agent municipal de la commune de Lusse, et que foi doit y être ajoutée
tant en jugement que dehors.

Fait en séance, à Bertrimoutier, le 21 nivôse, an 7 de la république française.

Signés, J. B. BENOIT, *président* ; J. F. GROSMAIRE, J. B.
PETIT DIDIER , RENOUARD , J. B. DURAIN, DIDIER, J. B.
GERARD, J. B. MANDRAY, LAUGIER, *commissaire;* GRAMMAIRE,
secrétaire.

Vu par l'administration centrale du département des Vosges,
Epinal le 25 nivôse, an 7 de la république.

Signés, POUGNY, J. KERINGER, DELPIERRE, BRUILLARD.

DÉPARTEMENT DES VOSGES.

Canton de Laveline.

L'administration municipale du canton de Laveline, département des Vosges, voulant donner la plus grande authenticité aux
succès merveilleux de l'essence anti-psorique du citoyen Mettemberg, officier de santé à la résidence de Sainte-Marie-aux-Mines,
certifie que depuis le 17 ventôse dernier, époque à laquelle elle
lui délivra un certificat favorable au sujet de son essence, le même
officier de santé a opéré dans les communes de son ressort avec
le plus grand succès, et a guéri par la même essence, non-seule-

ment toutes sortes de galles., même les plus invétérées, et celles qui avaient résisté à tous les remèdes de l'art, ainsi qu'un grand nombre de maux occasionnés par la répercution et la dégénération du vice-psorique ; qu'entre autres, des ulcères, qui provenaient de la dégénération du vice, qui par leur ancienneté et leur opiniatreté étaient regardés comme incurables, en ont été guéris radicalement ; et qu'une femme sexagénaire affectée de maux de poitrine avec des symptômes asthmatiques, à la suite de la répercution de la galle, fut arraché à la mort, par l'usage de ce spécifique anti-psorique, en attirant à la peau l'humeur rentrée et en la tarissant ensuite. Certifie en outre que toutes les cures faites par le susdit officier de santé, dans son arrondissement, depuis nombre d'années, au moyen de son spécifique, se soutiennent, et que tous ceux qui en ont fait usage se portent à merveille.

Fait en la maison commune de Laveline, séance publique du 13 brumaire, an 7 de la rébublique française, une et indivisible.

Signés, J. B. THIEBAULT, *président ;* J. B. HOUSSEMENT, NICOLAS GAXATTE, J. COLIN, N. THOMAS, J. L. CLAUDE, S. LARMINACH, *commissaire ;* HENRY, *secrétaire.*

Vu par l'administration centrale du département des Vosges, Epinal, le 25 nivose, an 7 de la république.

Signés, POUGNY, J. KERINGER, DELPIERRE, BRUILLARD.

Pièces justificatives de l'authenticité de la quintessence anti-psorique du citoyen Mettemberg, depuis le séjour de l'auteur à Paris.

Lettre écrite au citoyen Boyveau-Laffecteur, médecin, rue de Varennes, N°. 460, en réponse aux renseignemens qu'il avait demandés sur les effets de la quintessence anti-psorique du citoyen Mettemberg.

Compiègne, le 16 ventôse, an 8.

CITOYEN,

Je m'empresse de répondre à la lettre que vous m'avez fait l'honneur de m'écrire, au sujet du spécifique du citoyen Mettemberg, administré à ma fille avec tout le succès possible ; si vous me le permettez, je vais entrer dans quelques détails préliminaires, qui ont précédé le traitement.

Ma fille, âgée alors de 22 ans, portait à la figure, depuis un an et plus, une quantité prodigieuse de boutons, lorsqu'au mois de ventôse de l'an 7, après avoir consulté vainement les gens de l'art de mon pays, je la conduisis à Paris, et la fis voir par le citoyen Portal, près duquel j'étais recommandé. Ce célèbre médecin me donna beaucoup d'espoir, et fit prendre à ma fille des jus d'herbes et du sirop anti-scorbutique. Je la laissai à Paris jusqu'au mois de prairial, que j'y retournai. Je trouvai alors mon enfant dans un état tout-à-fait allarmant ; elle s'affligeait beaucoup, et je reconnus qu'une fièvre lente commençait à la miner.

Un de mes amis, à qui je communiquai mes craintes et mon chagrin, m'indiqua le citoyen Mettemberg, j'y allai sur-le-champ ; il eut la complaisance de venir avec moi, Vieille rue du Temple, visiter ma fille ; il ne balança pas à prononcer que la maladie, toute opiniâtre qu'elle lui parut, n'était pas incurable. En effet, il la traita avec tout le soin et l'attention possible, et en moins de deux mois, tous les boutons disparurent, et il supprima le cautère qu'on lui avait fait faire.

Depuis ce tems ma fille se porte divinement bien, aucun accident, ni aucun ressentiment ; elle continue avec soin l'usage très-modéré de son eau miraculeuse, et s'en trouve à merveille.

Voilà, citoyen, la vérité toute entière ; je dois ajouter que nous bénissons tous les jours le citoyen Mettemberg, et que je serai toujours reconnaissant.

Vous pouvez en toute sûreté donner à cet officier de santé, le certificat qu'il demande, même rendre ma lettre publique. Si j'avais été riche, il y a long-tems que j'aurais annoncé à la France entière l'efficacité de son remède ; j'aurais été enchanté de lui donner cette faible marque de ma gratitude.

Salut et estime,

Signé, P E N O N, *notaire*.

Certifié véritable, comme témoins oculaires. A Paris, ce 29 ventôse, an 8.

Signés, B O Y V E A U - L A F F E C T E U R, G É R A R D, *ancien chirurgien-major des hôpitaux militaires et des armées, rue Honoré, N°, 1460*.

Lettre à l'Auteur.

Paris, 19 prairial, an 8.

C I T O Y E N,

D'après l'assurance que j'ai de l'entier rétablissement de ma santé, je vous fais passer l'apperçu du commencement, du milieu et de la fin de mes maux, et comme c'est au restaurateur de ma santé à qui j'écris ; il voudra bien souffrir que je lui en marque ma reconnaissance, en l'invitant, pour le bien de l'humanité, à donner à ma lettre toute la publicité que mérite une semblable guérison.

Le 10 nivôse de l'an 6, je fus attaqué à mon lever d'une douleur au genou droit, qui m'empêcha de marcher, et même de poser pied à terre ; dès le lendemain survint une fièvre continue qui me dura un mois et demi ; à la suite de laquelle se déclarèrent des accès de goutte et des gonflemens dans les différentes parties du corps, et principalement aux articulations, pieds, mains, coudes, épaules, col, reins, hanches et genoux ; pour comble de malheur la mâchoire et les tempes ne furent pas épargnées, ce qui m'empêchait de me coucher, soit d'un côté, soit de l'autre ; tout généralement fut entrepris. L'enflure disparaissait-elle d'une

(46)

partie, une autre s'en trouvait alternativement plus affectée le lendemain ; j'étais bien souvent privé de couper du pain, et de le porter même à la bouche. Je restai dans cet état l'espace d'un an et demi, pendant lequel j'employai, mais inutilement, toute espèce de remèdes ; il fut même tenu une consultation à laquelle assistèrent des médecins des plus expérimentés de la capitale, entr'autres, les citoyens *Gastaldy*, *Andry*, *Jouenne*, *Genouville*, *Boyveau-Laffecteur et Lebreton*, lequel m'invita de faire usage du remède anti-gouteux du citoyen *Archidet*, qui à la vérité, me fit disparaître les gonflemens et les accès, mais momentanément, car vers le milieu de l'été ils reparurent avec la même force ; enfin, désespéré, on m'indiqua l'essence anti-psorique du citoyen Mettemberg, à qui je rends mille actions de grâces, ainsi qu'à son remède : je l'employai avec un plein succès. La troisième bouteille attira à la peau, et principalement aux quatre membres, des humeurs dartreuses, et sur toutes les parties du corps, des boutons de galles partiels ; à la sixième mon corps redevint dans son état primitif, et je fus rendu à la santé. J'assure aujourd'hui, et avec la plus grande franchise, que depuis onze mois elle est aussi parfaite que celle dont j'aie jamais joui.

Salut et respect,

RAYNAUD.

Rue de Varenne, faubourg Germain, N°. 460.

Je certifie que depuis le 19 prairial, an 8, époque où j'ai écrit la présente au citoyen Mettemberg, ma guérison a continué à être parfaite, et que je jouis d'une bonne santé.

Paris, le 29 ventôse, an 9.

Signé, RAYNAUD.

Je soussigné, avoué au tribunal d'appel du département de la Seine, demeurant à Paris, rue des Marais, faub. Germain, N°. 17 ;

Certifie et déclare à tous ceux qu'il appartiendra, qu'à la suite d'une humeur goûtteuse très-invétérée, il m'était survenu une dartre dans le creux de la main, qui en couvrait la superficie et était enflammée au point que la douleur souvent m'en empêchait l'usage. Dirigé par les premiers médecins, j'ai employé infructueusement les remèdes les plus violens qu'ils m'ont prescrit. Ayant eu recours, vers le milieu de l'hiver, à la liqueur anti-psorique, du citoyen

Mettemberg, j'en ai bientôt ressenti des effets miraculeux, d'abord par la diminution sensible, et au bout de six semaines, par la disparition totale de cette dartre invétérée. Je déclare en outre que les fractions de cette eau ont influé bien avantageusement sur ma santé, qui, depuis, a éprouvé une amélioration bien sensible. En foi de quoi, j'ai signé le présent certificat, conforme à la vérité, pour servir et valoir ce que de raison audit citoyen Mettemberg, que je déclare ne pas connaître et n'avoir jamais vu.

A Paris, ce 25 ventose, an 9.

Signé, P O U J O L.

Lettre à l'Auteur.

M O N S I E U R,

Incommodée depuis six ans de boutons à la figure, je tentai tous les remèdes que l'on m'indiqua sans éprouver aucun soulagement, et ce n'est qu'à votre spécifique seul que je suis redevable de l'état où je me trouve, car mon visage est entièrement nétoyé, à l'exception cependant de deux ou trois petits boutons qui me sont venus depuis environ quinze jours, et que j'attribue à l'effet du printems ; j'espère cependant que cela n'aura pas de suites, au moyen de l'usage que je compte encore faire de votre eau pendant quelque tems. J'ai tout lieu maintenant d'espérer ma parfaite guérison.

Salut et reconnoissance.

Paris, 18 ventose, an 9.

Signé, Angélique D E V I L L I E R s.

Paris, le 27 ventose, an 9.

Pauchet, chef d'escadron, attaché à l'état-major, membre du deuxième conseil de guerre ;

Au citoyen Mettemberg, officier de santé

C I T O Y E N,

Il m'est bien agréable de pouvoir vous rendre un témoignage éclatant sur l'efficacité de vos eaux anti-psoriques, et de l'effet qu'elles ont produit sur ma personne.

Attaqué depuis long-tems de douleurs très-aiguës, particulière-

ment d'un mal de reins momentané qui me faisait souffrir cruelle-
ment ; des rhumatismes ambulans qui ne me laissent aucun repos ; d'une mauvaise digestion ; sujet à des colliques affreuses ; point de sommeil ; une galle répercutée, dont les fatigues de la guerre m'ont empêché de suivre un traitement.

La quantité de huit bouteilles de vos eaux, dont j'ai fait usage, m'ont débarrassé de toutes les infirmités désignées ci-dessus, et m'ont rendu à mon état primitif. Différentes blessures dont je suis atteint, dans les changemens de tems me faisaient souffrir, et me laissent aujourd'hui tranquille.

Âgé de soixante ans, je me porte très-bien. Que d'obligations ne vous dois-je pas et à ceux de mes amis qui m'ont procuré votre connoissance ? Recevez le témoignage le plus sincère de ma part. Je dois vous rendre justice et desirer que la vérité que je vous déclare puisse éclairer le public ; si vos eaux produisent sur ceux qui en feront usage le même effet qu'elles ont produit sur moi, ils ne pourront se dispenser de convenir que vous êtes bien précieux à la société.

Je vous salue cordialement.

Signé, P A U C H E T.

Nota. — Vous pouvez donner à ma lettre toute l'authenticité qu'il vous plaira.

Lettre à l'Auteur.

Paris, 20 ventose, an 9 de la république.

Je vous avais promis, Monsieur, de vous donner de mes nouvelles ; c'est avec plaisir que je vous dirai que je suis guérie, et que je serais une ingrate si je ne vous témoignais pas ma juste reconnoissance, ayant eu le bonheur d'être délivrée d'un mal qui me désolait ; l'usage que j'ai fait de votre topique anti-psorique m'a rendu le calme et la santé. Tous les médecins que j'avais consultés avec vous, m'avaient dit que l'inflammation que j'avais sur la figure provenait d'obstructions au foie, et que cette maladie était incurable : une dartre vive me couvrait la figure ; j'étais méconnoissable, et aujourd'hui, même ceux qui me voyent guérie, ne peuvent se persuader que je sois la même personne qu'ils ont vu défigurée ; toutes mes dartres ont disparu ; ma figure est aussi fraiche qu'elle l'était il y a dix ans ; je prends de l'embonpoint

tout

tout annonce chez moi le retour de ma santé. Cinq bouteilles de votre topique ont suffi pour faire sortir toute l'humeur que j'avais dans le corps ; ma poitrine, mes bras et mes jambes ont été couvertes de boutons pendant le traitement ; tout cela a disparu avec mes dartres. Je souhaite, pour le bien de l'humanité souffrante, que les personnes qui ont le malheur d'en avoir, fassent votre remède, elles n'auront qu'à ce Jouer de vous, ainsi que moi, qui n'oublierai jamais le service important que vous m'avez rendu.

J'ai l'honneur d'être, avec la plus sincère reconnaissance, votre concitoyenne.

Signée, C O F F Y, *ex - religieuse*,
rue du faubourg St. Jacques, n°. 182.

Bonnet, employé au Département de la guerre.

Au citoyen Mettemberg, auteur du spécifique anti-psorique.

C I T O Y E N ,

Le plein succès que j'ai retiré de l'usage de votre spécifique vous donnant des droits sacrés à ma reconnaissance, je vous prie de recevoir la présente comme un faible témoignage de celle qui vous est si légitimement acquise ; je suis d'autant plus flatté de vous l'offrir, que j'espère, par la publicité que vous lui donnerez, être utile à mes concitoyens, qui se trouveraient dans le même cas que moi, étant jaloux de leur épargner l'ennui de bien des traitemens qui n'ont servi qu'à rendre ma situation plus triste.

J'étais affecté, depuis quatre ans, de rougeurs, dartres, boutons à la figure ; d'une ophtalmie à l'œil droit, depuis six semaines, à la suite d'une galle rentrée depuis dix ans. Ayant employé inutilement toutes sortes de remèdes, je fus vous consulter ; vous ne balançâtes pas à prononcer que mon indisposition provenait de l'acrimonie du sang et de la dégénération de la galle, dont j'avais été affecté à l'âge de vingt-trois ans ; vous me conseillâtes l'usage de votre liqueur anti-psorique, laquelle m'a dérivé l'humeur qui se portait à l'œil et à la figure ; et m'a attiré au-dehors, et sur les quatre extrémités, des boutons, des rougeurs et des farines qui ont finies insensiblement par la transpiration.

Depuis près d'un an que j'ai terminé mon traitement, je cer-

D

tifie, avec la plus grande franchise, qu'il ne me reste aucune
trace de mes infirmités passées ; j'ai repris de l'embonpoint, et je
jouis de la meilleure santé, sans être assujetti à aucune autre précaution que de me laver de tems à autre avec un quart du spécifique, sur trois quarts d'eau, pour me maintenir la transpiration.

Salut et parfaite considération.

Paris, le 18 prairial, an 9.

Signé, BONNET,
rue de l'Echelle, maison de la Paix.

Lettre à l'Auteur.

La Saulce, près Gap, département des Hautes-
Alpes, 19 ventose, an 9 de la republique.

CITOYEN,

En conséquence de l'avis que vous me donnez par votre dernière lettre, de la continuation du remède, jusqu'à l'obtention de
la crise parfaite, et sur-tout venant dans une saison, qui, à ce
que je crois, me sera plus favorable que celle que j'avais choisie;

Je m'empresse de vous écrire, et vous envoie la somme de
. . . . , pour que vous ayez la bonté de m'envoyer
une caisse de dix bouteilles de votre quintessence anti-psorique,
car je suis décidé d'en faire un usage exact, et je l'emploierai avec
d'autant plus de confiance, que peut être (si j'ose encore douter)
c'est à votre inappréciable eau que je dois le bien être que j'ai
ressenti cet hiver. Quoique j'aie encore des douleurs aux talons,
je me trouve fort heureux de n'avoir pas souffert de ma poitrine,
qui depuis bien des hivers m'avait fait souffrir des maux incal-
culables.

Respect et attachement.

Signé, ÉDOUARD BERTRAND, fils.

Je soussigné certifie que mon épouse a fait usage du remède du
citoyen Mettemberg. Depuis six semaines qu'elle était enceinte,
des démangeaisons périodiques la tourmentaient le jour et la nuit,
la privaient du sommeil; l'effet a eu lieu sans éruption de boutons, mais par une transpiration douce; et au moyen de frictions
faites pendant un mois, les démangeaisons ont entièrement disparu, et la fin de sa grossesse a été exempte des incommodités du

commencement. Sa peau a même acquis un ton de fraîcheur qu'elle n'avait pas avant l'emploi du remède.

Paris, le premier germinal, an 9.

Signé, GARNIER,
employé au ministère de l'intérieur.

Lettre à l'Auteur.

C'est pour satisfaire ma reconnaissance, citoyen, que je vous rappelle les heureux effets que j'ai éprouvés de votre eau.

Attaqué depuis dix mois de douleurs aigues et continues de la goutte, que les remèdes ordinaires ne faisaient qu'aigrir, je m'adressai à vous, et vous dis, ainsi que je l'avais dit aux médecins qui jusqu'alors m'avaient traités, qu'en 1776, je m'étais fait passer une galle, qui avait résisté aux remèdes ordinaires, en me baignant dans l'eau la plus froide. Vous m'assurâtes que cette galle étaient rentrée et causait mes douleurs; que votre eau me la ferait sortir et que je serais soulagé. Je m'en servis; la galle reparut au bout de douze à quinze jours, et les douleurs diminuèrent au point que je fus chez vous, à pied, vous montrer mon état: vous me dites de continuer; je le fis, et je fus guéri. Depuis deux ans je n'ai rien éprouvé qui me rappelle ces cuisantes douleurs, dont le souvenir ne me reste que pour vous assurer de ma sincère reconnaissance.

Salut et amitié.

Paris, ce 23 ventose, an 7.

Signé, PARIS,
rue de la place Vendôme, n°. 201.

J'atteste, avec la plus grande satisfaction, que je dois la santé, dont je jouis, au citoyen Mettemberg, officier de santé.

A l'âge de vingt ans, j'ai pris la galle en couchant dans des draps impregnés de cette maladie. Arrêté par une fausse honte, j'ai caché ce mal; un remède de bonne femme l'a fait disparaître sans doute, en le faisant refouler à l'intérieur : les ravages qu'il a produit dans la suite pendant quinze ans, le démontrent évidemment.

Pendant ce laps de tems, je n'ai pas joui trois mois d'une santé

passable ; j'ai été tourmenté par une humeur âcre et corrosive qui
me coulait du nez, gersait la lèvre supérieure et me causait des
cuissons insupportables ; par des clous prodigieux par leur gros-
seur, dont quelques-uns ont laissé sur mon corps des traces iné-
façables : souvent une fièvre lente me minait sourdement ; j'étais
habituellement dans un état spasmodique, qui m'ôtait à-la-fois les
force du corps et de l'âme. Vers la fin de l'automne de l'an 7,
j'ai essuyé une maladie assez sérieuse, et des fièvres qui durèrent
tout l'hiver, pour avoir passé quelques jours à la campagne, dans
un endroit marécageux ; ces mêmes fièvres, après une courte in-
terruption, revinrent au printemps suivant.

Dès les premières années de mes indispositions, j'ai eu recours
à la médecine. On a employé toutes sortes de remèdes, sans succès :
on a enfin établi un cautère, qui a produit peu de soulagement.
Des amis m'ont conseillé de m'adresser au citoyen Laffecteur ; je
lui dois la justice, et je m'empresse de la lui rendre, qu'après
m'avoir entendu, il m'a déclaré franchement que son remède ne
me convenait pas et m'a conseillé de m'adresser au citoyen Mettemberg, officier de santé, me faisant concevoir l'espérance d'être
guéri par son essence anti-psorique, à l'usage de laquelle je me
suis heureusement livré. J'ai, pendant cinq mois consécutifs, fait
usage de sa liqueur anti-psorique. Dès la première lotion, la fièvre
a disparu à la suite d'une forte transpiration : je n'ai point été
alité pendant le tems du traitement, ni été assujetti à aucun remède
gênant, et n'ai éprouvé d'autre inconvénient qu'une grande foi-
blesse, causée par de fréquentes transpirations. L'effet du remède
a été de me procurer la sortie de toutes sortes de boutons qui
se sont renouvellés et ont fini par se tarir ; de me débarrasser totalement les viscères, et de me mettre en état de quitter mon cautère sans aucune autre précaution, que de faciliter et maintenir
la transpiration insensible en lavant de tems à autre, avec un
quart du remède sur trois quarts d'eau, les extrémités et le tronc :
voilà le cinquième mois que mon traitement est fini et que le cautère est fermé, sans que j'en aie éprouvé la plus légère incommo-
dité : ma santé au contraire se fortifie de jour en jour, quoique
mon genre de vie habituel soit assez pénible ; mes occupations
exigeant que je sois exposé du matin au soir à toute l'intempérie
des saisons. Ce témoignage, que je rends à la vérité, m'est dicté,

autant par le desir que j'ai de contribuer au rétablissement de la santé de ceux de mes concitoyens qui se trouvaient dans le même cas où je me suis trouvé, que par la reconnaissance personnelle que je dois au citoyen Mettemberg, pour le zèle, les soins, la générosité, et j'ose dire l'affection dont il a usé à mon égard.

En foi de quoi, je lui ai délivré le présent : à Paris, rue Sainte-Avoye, n°. 4, le 4 germinal, an 9.

Signé, F. GAUTHIER.

Lettre à l'Auteur.

Paris, le 29 brumaire, an 9.

Depuis environ trois mois, Monsieur, ma fille a suivi la méthode que vous ayez indiquée : nous sommes à la dixième bouteille, nous n'appercevons aucun changement. Vous annonciez cependant, par vos feuilles, que ces maladies ne pouvaient tenir à l'efficacité de votre remède. J'ai passé plusieurs fois chez vous, je n'ai pas eu le plaisir de vous y voir; je vous ai fait prier par votre domestique de vous donner la peine de passer chez moi : vos grandes cures vous en ont sans doute empêché. Dites-nous donc, Monsieur, par un mot d'écrit, puisque l'on ne peut vous trouver chez vous, si nous devons rendre authentique, combien peu votre remède nous a été utile, à moins que vous ne préfériez me donner un rendez-vous.

Signé, * * * * *,
rue des Quatre-Fils, au Marais.

Note de l'Auteur. — A cette époque, je ne quittais pas l'hospice de la Maternité, à raison de mes expériences officielles, et j'avais abandonné toute affaire particulière; cependant, cette lettre extraordinaire m'ayant été remise, je me rendis chez le cit. * * * * *, pour m'expliquer avec lui et sa fille; il a été démontré et confirmé que cette jeune personne avait employé, d'après ma méthode, dix bouteilles de ma quintessence anti-psorique; sans porter aucune diminution dans sa maladie; elle n'a pas éprouvé d'effet plus sensible que si elle s'était lavée avec de l'eau ordinaire, seulement sa peau est devenue plus blanche, il ne lui est pas sorti un seul bouton; elle n'a éprouvé aucune sueur; elle a vécu à son ordinaire.

Cette observation confirme que ce remède n'est pas un rubéfiant ou vesicatoire, qu'il n'établit d'éruption que dans les cas de vice-psorique ; que si une autre cause produit les mêmes accidens, ils ne sont plus de sa compétence ; qu'il n'est pas, vulgairement dit, *une selle à tous chevaux ;* mais que sur-tout il ne nuit pas, en l'employant comme indicatif dans les cas occultes, douteux ou désespérés.

Mes imprimés annoncent que l'effet indicatif est prouvé après l'usage de quelques bouteilles ; en n'insistant pas, on s'épargne des dépenses superflues.

Lettre à l'Auteur.

Lyon, le 28 thermidor, an 8.

MONSIEUR,

J'ai différé jusqu'à ce moment de vous faire parvenir le témoignage de ma reconnaissance, pour m'assurer si le printems ne détruirait point l'heureux effet de votre remède ; depuis mon traitement, j'ai beaucoup voyagé à cheval ; j'ai éprouvé les rigueurs de l'hiver, cela n'a rien changé à mon état de guérison, il ne me reste pas la moindre rougeur qui indique que j'aie eu une dartre à la figure, dont j'ai senti les malheureux effets pendant dix ans. Maintenant que je ne puis plus douter de son succès, je viens vous offrir l'hommage de ma gratitude ; c'est un devoir pour moi, je dirai même que c'est un besoin, car mon cœur ne peut oublier un service aussi précieux, et dont l'humanité profitera bientôt : on a toujours raison quand on guérit, et la calomnie est forcé d'applaudir en frémissant à une découverte qui dérobe à la mort tant de victimes.

Recevez l'expression de ma reconnaissance et de mon respect,

Signé, P. BONNET.

P. S. Beaucoup de personnes viennent me consulter, toutes éprouvent d'heureux effets de votre remède.

Lettre à l'Auteur.

Paris, le 20 ventose, an 9.

Quelques amis m'ayant parlé avantageusement de votre eau, je me suis déterminé à en faire usage pour une dartre opiniâtre, dont je souffre depuis long-tems ; j'ai ressenti les bons effets de votre eau, avant de finir la troisième bouteille , par des éruptions aux bras, aux cuisses ; mais plus fortes à celle-ci : ma dartre, quoique non-guérie encore, est beaucoup améliorée, et la vue aussi ; car je lis les journaux à la chandelle, sans lunette, ce que je ne pouvais pas faire avant de commencer ce remède : je le continue et vous prie pendant ce traitement, de m'accorder quelques entretiens avec vous.

Salut et fraternité.

Signé, JEAN SIAU,
rue Céruty, n°. 25.

Lettre à l'Auteur.

Paris, le 29 floréal, an 9.

Les bons effets que j'ai déjà éprouvé, mon cher concitoyen, de l'usage de votre eau, m'engagent à vous transmettre la lettre que le citoyen Rudler m'a fait passer avant son départ pour la préfecture du Finistère : on ne peut donner trop d'authenticité à une découverte aussi précieuse que la vôtre.

Salut, estime et considération.

Signé, ROSSÉE, *membre du corps législatif.*

Je vous envoie, mon cher président, l'adresse du citoyen Mettemberg, officier de santé. Je desire que ses eaux vous fassent autant de bien qu'à plusieurs de mes amis qu'elles ont guéris radicalement.

Salut amical.

Paris, le 15 pluviose, an 9.

Signé, RUDLER.

Lettre à l'Auteur.

Paris, le 30 floréal, an 9.

CITOYEN,

Je vous dois le témoignage éclatant de ma guérison, vous pouvez faire usage de la déclaration ci-jointe.

Salut et estime.

Signé, BERRIAT.

En l'an deuxième je pris la galle à Nice, département des

Alpes maritimes, où j'étais inspecteur de l'enregistrement ; je fus traité par les plus habiles officiers de santé de l'armée : 1°. on me fit prendre des bains ; 2°. des bols de soufre ; 3°. quand l'éruption fut parfaite, on me fit frotter avec de l'onguent citrin.

Cette galle disparut, mais je conservai un mal-aise ; pour le dissiper on me fit purger plusieurs fois ; ce mal-aise augmenta, malgré les remèdes qui me furent administrés. En l'an 3 je sentis des douleurs dans les reins, dans les jambes, et à la poitrine ; cette même année, j'eus deux abcès en dedans de la gorge.

Enfin, en l'an 4 je dépérissais, lorsqu'on m'a conseillé de venir à Paris pour consulter. En arrivant à Paris, je me trouvai mieux ; quelques tems après, je ressentis les mêmes douleurs dans les reins, les jambes et la poitrine ; enfin je consultai, et l'on m'administra plusieurs remèdes, je languis et je dépérissais à vue d'œil, lorsque je fis rencontre du citoyen Mettemberg, chez un administrateur de l'opéra ; il me donna de son eau dont je me frottai, et le sixième jour il se fit une éruption de galle étonnante ; j'étais plus couvert de boutons que la première fois ; enfin, au bout de vingt-quatre jours je commençai à respirer librement, à pouvoir marcher avec aisance, et au bout de trois mois je ne ressentis aucunes douleurs, ni dans les reins, ni dans les jambes, ni à la poitrine.

J'ai répété l'année dernière la même opération, il ne m'est sorti aucun bouton ; j'ai repris, à peu de chose près, le même embonpoint que j'avais avant mon accident, et je puis travailler, ce qui m'était impossible auparavant.

- Certifié véritable.

Signé, BERRIAT,
rue des Filles-St.-Thomas, n°. 7.

Je soussigné apothicaire, rue Beauregard, n°. 211, à Paris ;
Certifie à tous ceux qu'il appartiendra :

1°. Que sur l'invitation de quelques personnes de l'art, j'ai tenu et vendu la quintessence anti-psorique du citoyen Mettemberg, officier de santé.

2°. Que depuis vingt-deux mois, j'en ai débité environ cinq cents bouteilles, avec d'autant plus de plaisir, que j'en ai reçu moi-même les remerciemens des différens malades, tant pour des galles dégénérées, que pour des galles anciennes et récentes.

3°. Qu'avant d'en oser légitimer l'emploi, j'ai voulu en faire un essai sur moi-même; qu'en conséquence j'en ai fait les lotions et fomentations d'usage, pendant environ trois mois consécutifs, que je n'en ai éprouvé aucune éruption de boutons, mais une transpiration assez abondante ; que depuis cette époque j'ai l'avantage d'avoir la transpiration plus facile que je ne l'avois auparavant, et d'être débarrassé d'une fièvre qui me prenait environ tous les quinze jours.

4°. Que presque toute ma famille en a fait usage, et tous avec un plein succès.

5°. Que l'été dernier ayant fait un déjeûner de vin blanc, avec plusieurs de mes amis, nous nous apperçûmes tous d'une saveur assez amère et assez âcre pour nous faire cracher; après en avoir cherché la cause, je découvris que le vin avait été mis dans des bouteilles non-rincées de la liqueur anti-psorique, et qu'enfin cette inadvertance ne fut suivie d'aucun inconvénient; en foi de quoi j'ai signé le présent, et l'ai délivré au citoyen Mettemberg, pour rendre justice à la vérité.

Paris, le 27 ventose, an 9.

Signé, DIDIAUX.

Paris, le 20 ventose, an 9.

Adam, employé au secrétariat du ministre de la guerre,

Au citoyen Mettemberg, officier de santé.

Je crois vous faire plaisir, citoyen, en vous communiquant une nouvelle observation sur votre quintessence anti-psorique, à laquelle donna lieu un événement assez plaisant en lui-même, mais qui ne laissa pas de m'inquiéter, ignorant qu'elles pourraient en être les suites : voici le fait.

Etant sorti de chez moi dernièrement, en laissant, contre mon ordinaire, une bouteille à moitié pleine d'eau anti-psorique sur ma cheminée, ma servante qui n'y avait jamais vu que de l'eau-de-vie, en avala précipitamment deux ou trois gorgées. Je la trouvai, en rentrant, avec un air de mal-aise et des envies de vomir ; cet état extraordinaire me fit naître des soupçons que confirmait encore son obstination à m'en cacher la cause, lorsque j'apperçus la bouteille que j'avais oublié de serrer ; je fus bientôt tiré d'incertitude, et elle finit par avouer que j'avais deviné juste ; je lui fis prendre aussitôt quelques calmans, et principalement de l'eau tiède ; elle vomit quatre à cinq fois, mais sans douleurs ; enfin elle n'éprouva d'autre effet que celui d'un vomitif ordinaire.

Je vous salue avec considération.

Signé, ADAM,
rue de Seine, n°. 450.

Paris, ce 20 ventose, an 9.

Au citoyen Mettemberg, officier de santé.

Ayant interrompu l'usage de votre quintessence anti-psorique, l'an passé, et ne me trouvant en conséquence pas entièrement gueri, je vous prie de me dire l'époque que vous jugerez la plus convenable pour le recommencer cette année.

Il faut que je vous récite une petite aventure arrivée il y a 6 mois à ma femme : elle gardait le lit depuis quelques jours à raison d'une fièvre et d'une grande chaleur interne ; elle éprouva vers minuit une forte altération ; se releva sans lumière, et croyant prendre une bouteille d'eau, prit par mégarde celle de votre liqueur, en but un bon tiers de verre ; un goût étranger, une amertume insupportable dans la bouche, jointe à une âpreté dans la gorge, lui firent aussitôt reconnaître sa bévue. Votre remède, pris intérieurement, excita d'abord des évacuations par le haut, et ensuite par le bas, et fit l'effet d'une forte médecine ; mais tous ces effets ont cédé à des boissons et à des lavemens adoucissans pris avec assez d'abondance.

Je vous cite ce quiproquo de bouteille, avec d'autant plus d'intérêt, qu'il prouve que votre composition n'est pas dangereuse, même prise intérieurement, par inadvertance.

Salut et considération.

Signé, DEBOURGES,
rue Poissonnière, n°. 59.

Je soussigné, ancien officier de santé en chef du grand hospice civil et militaire de Lyon, certifie à tous ceux qu'il appartiendra, que dans le courant de messidor dernier, je fus prié par le citoyen Pascal, de Marseille, logé à l'hôtel Diogène, rue de la Loi, de lui donner mon avis sur la quintessence du citoyen Mettemberg, dont il se servait pour se débarrasser d'une dartre qu'il portait depuis long-tems au ventre, et que ce citoyen ayant bu, par mégarde, un grand demi-verre de ladite quintessence, il n'éprouva d'autre effet qu'un vomissement qui a duré quelques heures, et une purgation abondante qui a duré pendant à-peu-près vingt-quatre heures, sans colique, sans effort, sans aucun des effets douloureux, qui suivent assez souvent les efforts que l'on fait dans l'action des remèdes vomitifs ordinaires et des purgatifs drastiques.

Le citoyen Pascal n'a pris d'autres remèdes, que des lavemens de graines de lin, de l'eau de poulet et de l'huile d'olive bien fine, pour boisson : il a repris, au bout de quarante-huit heures, son régime accoutumé et son traitement ordinaire.

En foi de tout ce que dessus, j'ai signé pour servir et valoir à ce que de raison et de justice.

A Paris, ce 25 thermidor, an 8 de la république française.

Signé, CARRET,
rue de la Feuillade, n°. 31.

Paris, le 18 floréal, an 9.

Je soussigné, médecin en chef de l'hospice de l'Est, certifie avoir traité, avec la quintessence anti-psorique du citoyen Mettemberg, une personne de seize ans, affectée de la galle, qu'elle m'a dit avoir depuis trois mois, et qui se trouvait malade, dans cet établissement; elle a été parfaitement guérie, et je l'ai vu depuis jouissant d'une bonne santé. En foi de quoi, j'ai signé le présent.

Signé, JACQUES.

Depuis environ dix-huit mois j'emploie la quintessence anti-psorique du citoyen Mettemberg, et je n'ai pas borné son usage aux seuls cas de maladies produites par l'humeur de la galle; je m'en suis aussi servi dans le traitement de diverses maladies chroniques, dont le principe ne semblait pas être un vice psorique.

Je déclare que dans aucun cas, ce remède n'a été nuisible; souvent il a appellé au dehors des acrimonies particulières, qui étaient la cause cachée de maladies très-fâcheuses, et qui avaient résisté à plusieurs traitemens qui paraissaient cependant sages et intelligens : la direction de l'humeur acrimonieuse à la peau, qui était sûrement l'ouvrage de la quintessence, a été de la plus grande utilité aux malades.

Par ce moyen, j'ai toujours traité, avec le plus heureux succès, les maladies chroniques ; et je déclare avoir guéri, avec le remède du citoyen Mettemberg, une famille entière qui était victime, depuis plusieurs années, de la maladie psorique et d'une infinité de traitemens, qui avaient toujours été insuffisans.

Paris, ce 21 floréal, an 9.

Signé, BEAUCHÊNE, *ancien médecin en chef de l'hôpital militaire du Gros-Caillou*, rue de l'Université, faub. Germ., près la rue Belle-Chasse.

Je soussigné certifie que depuis vingt-deux mois je fais un usage suivi et constant de l'eau anti-psorique du citoyen Mettemberg ; que j'en ai employé plus de mille bouteilles, qu'elle a produit sous mes yeux les effets les plus avantageux et les plus certains, et que j'ai en mon pouvoir plusieurs lettres, souscrites par des malades à qui je l'ai conseillée, qui constatent évidemment son efficacité.

En foi de quoi, j'ai signé le présent, pour rendre hommage à la vérité.

Paris, le 12 ventose, an 9.

Signé, BOYVEAU-LAFFECTEUR, *médecin-chimiste*, rue de Varennes, n°. 460, faubourg Germain.

Je soussigné, ancien chirurgien-major de la marine, des hôpitaux militaires et des armées françaises, domicilié rue St. Honoré n°. 1460, à Paris, certifie que depuis vingt-deux mois j'ai constamment employé, dans ma pratique, la quintessence anti-psorique du citoyen Mettemberg, officier de santé ; que j'en ai retiré un plein succès, tant pour des galles anciennes et récentes que pour des galles dégénérées ; que moi-même ai fait le traitement particulier du cit. Mettemberg, avec autant d'avantage, pour une galle dont j'ai été affecté il y a cinquante-cinq ans, et qui apparemment était la cause des douleurs que j'éprouvais dans le dos et dans les articulations, puisque j'en suis délivré ; et qu'enfin, âgé de soixante-huit ans, je marche avec facilité et que je jouis d'une bonne santé.

En foi de quoi, il m'a plu de délivrer le présent, pour rendre justice à la vérité.

Fait à Paris, le 30 ventose, an 9.   *Signé*, GÉRARD.

Lettre à l'Auteur.

Lyon, le 12 messidor, an 8.

CITOYEN,

Versé depuis long-tems dans la carrière de l'art de guérir, j'ai toujours porté dans la société un esprit de justice, et craint toute espèce de prévention pour cette foule innombrable de remèdes empiriques, qui se reproduisent de toute part, sous un millier de noms emphatiques. La simplicité du vôtre, votre énoncé franc et bref m'ont séduit, et j'ai fait des essais ; et c'est d'après ces essais, même réitérés, dont je vous fournirai avec plaisir les observations, que je suis devenu le chaud partisan de votre eau antipsorique. Ma position me mettant à même, plus que personne, d'en favoriser et étendre le débit, je vous offre d'en accepter le dépôt pour la ville de Lyon, jaloux de concourir avec vous au soulagement de l'humanité ; vous me ferez part, si cela vous convient, du moyen que vous seriez d'avis d'employer à cet effet.

Votre très-humble et très-obéissant serviteur.

Signé, LAUTIER, *ancien chirurgien-aide-major du grand Hôtel-Dieu de Lyon*, rue Lanterne, n°. 42.

Lettre à l'Auteur.

Paris, ce 20 ventose, an 9.

Vous desirez, Monsieur, que je vous dise ce que je pense de votre remède, d'après ce que j'ai observé sur ceux de mes malades qui en ont fait usage ; je n'hésiterai pas à avouer qu'il me paraît très-utile, susceptible de produire d'heureux effets. Tout remède qui dégage et attire de l'intérieur du corps à la peau, est rarement nuisible, sur-tout quand cette action a lieu sans turbulance et sans orage : le vôtre n'a point cet inconvénient ; il m'a paru jusqu'ici qu'il sollicitait les crises d'une manière douce et progressive ; vos expériences, faites à la Maternité, ont confirmé mon opinion. J'attendrai le résultat des effets que ce remède produira sur plusieurs autres malades auxquels je vais le conseiller, et alors je pourrai parler d'après moi-même. Je prévois qu'il sera le second remède secret que j'aurai approuvé avec publicité, et j'aimerai

à le faire quand ma conviction sera plus complette : je vous avouérai
que j'ai usé sur moi-même deux bouteilles de votre essence, avant
que d'en proposer l'usage aux personnes qui se confient à mes soins ;
cette circonspection me paraît seule pouvoir légitimer l'emploi de
ce moyen, et je m'applaudis jusqu'à présent de mon essai, fait il
y a quatre mois.

J'ai l'honneur d'être, très-véritablement, Monsieur,
Votre très-humble serviteur.

Paris, ce 20 ventose, au 9.

Signé, LEROY, *docteur en médecine,*
rue Baillet, n°. 3.

Au citoyen Mettemberg, officier de santé.

Paris, le 22 floréal, an 9.

CITOYEN,

Vous désirez que je vous fasse part de ce que j'ai observé pendant l'usage que j'ai fait de votre quintessence anti-psorique ; je
me fais un plaisir de satisfaire à cette demande.

Je n'entrerai point dans le détail de tout ce que m'a fait éprouver,
dès l'âge le plus tendre, une affection goutteuse, qui étant héréditaire en moi, a nécessairement appartenu à tous les développe-
mens de ma constitution, et par cette raison-là même, a dû résister
à tous les traitemens qui m'ont été faits par les médecins les plus
célèbres, tant en France qu'à l'étranger, avant d'être devenu moi-
même médecin. Mes propres connaissances m'ont toujours fait en-
visager mon mal comme incurable, et en me livrant à l'usage de
votre remède, je n'ai osé me flatter d'un meilleur succès ; mais le
procès-verbal des hommes recommandables, qui en ont suivi les expériences et la manière simple et modeste avec laquelle vous en
parlez, m'ont encouragé à en faire l'essai, et voici ce qui en est
résulté. Je n'ai eu aucune éruption sensible, que quelques petites
plaques rouges, dans le pli des bras, ce qui n'a duré que sept à
huit jours ; mais il s'est fait une crise assez considérable par les
urines, et elles se sont chargées prodigieusement. J'étais travaillé
par des insomnies habituelles, et j'ai recouvré le sommeil ; les
garderobes étaient difficiles, et elles se font facilement et régulière-
ment ; mais je n'ai eu aucune transpiration, parce que l'humeur

qui me tourmente, ne peut pas subir de coction suffisante pour devenir perspirable. Sans avoir donc obtenu tout ce que j'aurais désiré, je ne puis que me louer de l'usage de votre remède, et de la bénignité de ses effets : je le regarde comme une découverte précieuse pour l'art de guérir ; en ce qu'il peut éclairer sur la nature des causes d'une foule d'affections chroniques, qui font le désespoir des malades, et auxquelles la médecine n'a rien de certain à opposer.

J'ai suivi aussi l'usage de votre remède sur une jeune personne à laquelle je donne depuis long-tems des soins infructueux, et le désordre de sa santé ne paraissant pas appartenir non plus à un vice psorique propre, elle a également obtenu de grands soulagemens dans son état. Je ne puis donc que faire des vœux pour vos succès.

Je vous salue, citoyen, bien fraternellement.
Signé, DELAMOTTE.

Je soussigné, ancien chirurgien de première classe, aux hôpitaux militaires, etc., certifie avoir employé l'eau anti-psorique du citoyen Mettemberg ;

1°. Pour des galles récentes, qu'elle a parfaitement guéries ;

2°. Pour des galles plus ou moins anciennes, déja traitées par d'autres moyens et non guéries, dont elle a procuré la cure radicale. (Un de mes malades, dans ce dernier cas, était affecté d'un mal de gorge dont la cause était équivoque, mais que je soupçonnai d'après son récit ; il en fut délivré par l'usage de cette eau, en très-peu de tems).

3°. Pour des galles répercutées qu'elle a rappellé à la peau et guérie ensuite ;

4°. Enfin, pour des affections intérieures, dont la cause soupçonnée psorique, était héréditaire : cette même eau a appellé à la peau une éruption si considérable dans un de ces derniers cas, qu'on fut obligé d'en suspendre l'usage pour quelque tems.

Paris : ce 29 floréal, an 9.

Signé, GENOUVILLE, officier de santé,
rue du Cherche-Midi, n°. 313.

J. B. Laribeau, officier de santé en chef des armées, ci-devant inspecteur des hôpitaux à diverses armées, ancien professeur d'anatomie et de chirurgie, à Paris.

Au citoyen Mettemberg, officier de santé militaire, inventeur de la quintessence anti-psorique.

« L'art est long et la vie est courte, a dit un grand homme. » — Il dirait aujourd'hui, l'art est encore plus long, par les entraves que les passions ont dès long-tems opposées aux progrès des vérités utiles ».

Celle que vous annoncez, citoyen, aura la même destinée. Ses succès éclatans contre les maladies psoriques, exciteront aussi contr'elle les préventions et l'amour-propre offensés des uns, et peut-être la cupidité et la mauvaise-foi des autres.

En triomphant de ces obstacles, et marchant à un but plus général, on vous opposera cette morgue orgueilleuse, qui, d'un poste souvent obtenu par intrigue, fait l'usage insolent d'une dictature médicale.

Cette lettre est l'expression d'une pensée libre, nul sentiment ne peut l'influencer, si ce n'est l'amour des vrais principes ; et si en vous exposant mon opinion sur votre découverte, tout n'était pas à son avantage, si je disais que quelque nuage en ternit un peu l'éclat, n'attribuez ma franchise qu'au desir de la voir prospérer sans obstacle, et au besoin naturel de dire la vérité.

En conséquence, il m'est permis de toucher ici la question importante, pour savoir si, dans la découverte d'un moyen qui intéresse autant que le vôtre, le salut de tant de malades, et qui jette d'ailleurs par ses effets un si grand jour sur un art qui en a si peu, pour des maladies très-occultes, on peut, sans atténuer la confiance méritée, garder par le silence le droit de propriété, si sacré dans toute autre circonstance.

Cette objection est la seule que j'avais à vous opposer ; vous seul pouvez la résoudre ; je cesse d'en parler. Je dirai seulement, d'après des exemples nombreux, et dans lesquels, peut-être, vous pouvez entrer, qu'il est flétrissant pour l'espèce humaine, que la plupart des hommes à conceptions heureuses, entièrement occupés des moyens de conserver ou de produire, et totalement dé-

vouéa

voués à l'utilité publique, soient délaissés, poursuivis même par l'envie qui les déchire, et souvent dans un état qui, après de pénibles et longs sacrifices, les laissent dans la souffrance et dans le malheur, tandis que l'avide médiocrité, toujours active, capte ou circonvient le pouvoir, et atteint par séduction les places destinées au vrai mérite. Quoiqu'il en soit de cette découverte, qu'elle passe dans le domaine des connaissances générales, ou qu'elle reste dans vos mains, elle sera toujours du plus au moins, autant précieuse à l'art que salutaire aux malades, qui chercheraient en vain des secours ailleurs, pour ces infirmités rébelles, nées d'un vice psorique, répercuté, héréditaire ou dégénéré.

L'extention que prend l'usage de votre moyen; les récits des malades et des témoins de leurs succès, qui vont l'accroître; la quantité des gens de l'art, qui déjà l'employent et le conseillent, tout lui assure un triomphe contre l'envie, et vous oblige, sans des raisons puissantes, à la publicité inséparable de vos talens et de votre caractère.

Les victimes des galles répercutées ou mal guéries; les contagions affligeantes qui infectent les armées, et encombrent les hôpitaux par cette maladie; celles non moins dangereuses développées dans ces asyles, par la putridité; les résultats affreux qui sont la suite des unes et des autres; des bataillons nombreux atteints de galle et soustraits à leurs drapeaux par cette maladie; la résistance opiniâtre de bien des guérisons; la cause et les abus qui en sont les suites; les dépenses énormes en frais d'administration pour les hospices, ont été pour moi des motifs puissans, pour inviter à la recherche des moyens propres à prévenir cette maladie.

Si ce but est aussi fidèlement rempli que celui de tant de guérisons, attestées par l'évidence, confirmées par ma propre expérience, et couronnées par tant de faits qui viennent journellement se joindre aux vôtres, vous aurez, citoyen, doublement mérité l'estime publique, et si cette impéritie dominante qui asservit tout à son orgueil, qui suffoque le génie et ensevelit le talent pour mieux s'emparer de leurs dépouilles, détournait encore le vœu de l'autorité pour le salut des malades civils et militaires, au moins l'humanité consolée par vos travaux, en attendant des

E

bienfaits plus étendus, appellera de la postérité la récompense due
à ceux qui l'auront bien servie.

Salut et considération.

Paris, le 20 ventose, an 9.

Signé, LARIBEAU, rue du faubourg St. Jacques, n°. 177.

ADANSON, de l'institut national,

*Au Cit. FRANÇOIS (de Neuf-Château) de l'institut national,
et membre du sénat conservateur.*

Mon cher et illustre collègue,

C'est avec un vrai plaisir et une satisfaction complette que j'ai
reçu avec votre bonne lettre, le citoyen Mettemberg, officier de
santé : on profite avec les hommes aussi instruits que cet officier ;
je l'ai entendu avec tout l'intérêt que peut inspirer sa méthode curative de la maladie psorike, et elle m'a paru mériter d'être en-
couragée et substituée à toutes les pratiques routinières et insuffi-
santes qui ont été usitées jusqu'à ce jour.

Permettez-moi de vous remercier de m'avoir procuré la connaissance d'un homme util, et de vous en marker ma satisfaction :
c'est ajouter à tant d'autres obligations qui m'attachent à vous :

Salut et respect.

Ce 4 ventose, an 8.

Signé, ADANSON.

Nota.— On a conservé l'ortographe du citoyen Adanson.

FRANÇOIS (de Neuf-Chateau), membre du sénat conservateur et de l'institut national,

Au cit. Lansel, chef de division au ministère de l'intérieur.

Je ne peux refuser au citoyen Mettemberg, officier de santé,
le témoignage qu'il invoque de ma part, relativement à sa bonne
conduite et au zèle particulier qu'il met dans ses recherches, relativement aux moyens de combattre le vice psorique, si répandu
dans les armées et de-là dans la société. Ce n'est pas à moi d'apprécier sa découverte ; c'est à l'expérience à fixer les idées sur cet
objet vraiment important. Je vous recommande très-instamment
l'examen de son procédé, et je vous assure qu'il est peu d'hommes
plus honnêtes, et plus passionnés pour l'utilité publique, dans le
genre dont il s'occupe : à ces titres le citoyen Mettemberg peut
compter sur votre bienveillance, même sans mon suffrage. Je saisis

avec plaisir cette occasion de vous renouveller mon salut fraternel et sincère.

Paris, le 3 germinal, an 9.

Signé, FRANÇOIS (de Neuf-Château).

Le citoyen Mettemberg, officier de santé à Paris, croyant que mon opinion sur sa conduite, ses mœurs et les succès qu'il a obtenus comme officier de santé, peut lui être utile, je me plais à déclarer ce qui suit :

Le citoyen Mettemberg est né à Sainte-Croix-aux-Mines, département du Haut-Rhin ; il appartient à une famille très-honnête et qui jouit de l'estime publique. Après avoir été attaché aux armées comme officier de santé, le citoyen Mettemberg s'est marié à Sainte-Marie-aux-Mines, et s'est fait connaître par la découverte d'une eau qu'il compose, et qui a la propriété particulière d'extirper les vices psoriques les plus invétérés. Dans le tems où j'étais commissaire central du département des Vosges, le citoyen Mettemberg a guéri, dans ce département, un grand nombre de personnes qui avaient des maladies de peau et des ulcères invétérés : depuis qu'il est fixé à Paris, plusieurs de mes amis ont fait usage de cette eau anti-psorique avec le plus grand succès.

Je dois au surplus à la justice et à la vérité de déclarer que le citoyen Mettemberg a toujours fait preuve d'une grande délicatesse, d'un désintéressement rare, et que sa moralité est inattaquable.

Paris, le 10 ventose, an 9 de la république.

Signé, DIEUDONNÉ, *tribun*.

Nota. — Le citoyen Dieudonné est aujourd'hui préfet du département du Nord.

Pièces justificatives des succès de ma Découverte depuis mes expériences officielles.

Lettre à l'Auteur.

Bordeaux le 17 vendémiaire, an 10.

MONSIEUR,

Je connais les bons effets de la liqueur anti-psorique dont vous êtes l'auteur ; je l'ai prescrite à plus d'un malade pour des galles

(68)

répercutées ; ils s'en sont bien trouvés, et m'ont fait, par cela seul, apprécier le remède, et distinguer particulièrement l'inventeur duquel je me déclare avec plaisir le très-affectionné confrère.

Signé BARRES, officier de santé,
A Bordeaux, département de la Gironde.

Montélimart, le 18 vendémiaire, an 10.

Au citoyen Mettemberg, officier de santé.

L'occasion s'est présentée, monsieur, de me faire essayer votre quintessence contre la galle ; j'ai obtenu l'effet que je desirais : comme par la suite je serai dans le cas de l'employer, et afin de l'avoir à moins de frais, et plutôt, je vous prie de vouloir bien me faire passer l'adresse de votre entrepôt à Lyon, et le prix auquel vous la passez à vos correspondans. Recevez, monsieur, l'assurance de mes sentimens d'estime distinguée.

CASTAING, médecin,
A Montélimart département de la Drôme.

Au citoyen Mettemberg officier de santé, à Paris.

Lafère le 20 fructidor, an 9.

MONSIEUR,

Je m'adresse à vous en qualité d'officier de santé, satisfait de l'effet de votre quintessence anti-psorique, sur plusieurs malades confiés à mes soins ; cette maladie fort commune dans ce pays, me fournira souvent l'occasion d'y avoir recours ; j'envoie d'après votre annonce la somme de   pour les bouteilles de votre spécifique et la caisse, que vous voudrez bien adresser au cit. Jéhennot, médecin à Lafère, département de l'Aisne.

Je suis, en attendant, votre très-humble serviteur,

JÉHENNOT.

Monsieur Mettemberg, à Paris.

Lyon, le 14 prairial, an 9.

Surpris de voir monsieur Montlong, marcher avec toute la lég'reté et l'assurance de la première jeunesse, lui que j'avais vû il n'y a pas longtems, rongé de douleurs rhumatismales, qui le tourmentaient depuis plusieurs années, et le mettaient souvent dans l'impossibilité de marcher autrement qu'avec des béquilles, je lui fis hier mon compliment sur son retour à la santé ; il me dit qu'il le devait à l'usage qu'il a fait de votre quintessence anti-psorique ; pensant que ce spécifique précieux peut être appliqué avec un égal succès à la guérison de mes maux, etc.

Votre dévoué serviteur.

JOSSINET, *négociant à Lyon.*

Paris, le 23 prairial, an 9.

Au citoyen Mettemberg, officier de santé, rue de Cléry, n°. 59.

J'ai, pour l'excellence de votre remède, une confiance qu'il mérite ; je vous en donne la preuve, par la quantité de malades que je vous adresse, depuis que j'en ai connu l'efficacité.

J'ai lu, avec empressement, votre recueil de pièces officielles et authentiques ; il est bien fait pour fixer l'opinion publique sur le mérite de votre découverte ; vous m'avez fait plaisir de m'en remettre quelques exemplaires, et je vous en remercie ; je saisirai les occasions de les placer convenablement.

Salut et respect.

LAFFECTEUR, médecin, rue des Petits-Augustins, n°. 1276

Le Préfet du département du Finistère,

Au citoyen Mettemberg.

Quimper, le 10 vendémiaire an 10.

J'ai appris que le général Lefebvre se sert de votre remède ; je ne doute point qu'il ne lui fasse autant de bien qu'à moi ; depuis que je m'en suis servi, je me porte infiniment mieux ; je mange, digère et dors bien, et supporte, sans alteration de santé, le travail forcé, auquel je suis souvent dans le cas de me livrer. Madame Sauvinet, la femme du receveur-général, se trouve on ne peut mieux du traitement.

Salut et amitié.   RUDLER.

A Monsieur Mettemberg.

Châteauroux, ce 28 fructidor an 9.

Vous m'avez engagé à vous faire part, Monsieur, de l'effet que produirait sur moi, l'usage de votre spécifique.

E 3

J'en ai commencé l'usage il y a cinq décades, et j'ai suivi avec exactitude, la marche que vous m'avez tracée; l'effet en a été tel que vous l'annoncez dans votre imprimé; tous les symptômes ont considérablement diminué et presque disparu; la peau des cuisses a repris sa couleur et sa douceur naturelle, et il ne me reste que quelques boutons épars et quelques démangeaisons dans les endroits où il y avait des espèces de dartres caractérisées.

Mon état est infiniment amélioré; mais il est clair, à mon sens, que la cause de mon mal n'est pas totalement détruite.

Veuillez, Monsieur, me guider pour consommer une cure, que je crois facile, avec votre secours, et comptez sur ma sincère reconnaissance.

J'ai l'honneur de vous saluer.　　　　CRUBLIER,

Conseiller de préfecture du département de l'Indre.

Strasbourg, le 8 vendémiaire, an 10

Gérard, chef d'escadron au quatrième régiment de hussards.

Au Citoyen Mettemberg, à Paris.

J'ai l'honneur de saluer M. Mettemberg, et le prie d'aider de se sconseils, Madame Gros, qui le consulte; après avoir éprouvé les effets salutaires de son eau anti-psorique, j'ai cru devoir la lui adresser avec confiance. Quant à moi, je suis à la sixième bouteille; j'éprouve toujours quelques démangeaisons, et le soir, après m'être frotté, il parait encore une certaine quantité de boutons à la saignée et aux chevilles des pieds, ainsi qu'aux poignets; mes yeux vont mieux.

Le chef d'escadron du quatrième d'hussards.

GÉRARD.

Châlons-sur-Saône.

A Monsieur Mettemberg, officier de santé, à Paris.

Plusieurs officiers de santé, et particulièrement M. Petit, médecin et ancien chirurgien en chef du grand Hospice de Lyon, m'ayant parlé avantageusement d'une eau anti-psorique de votre composition; je me proposais de vous écrire, pour vous demander si votre intention étoit d'en établir un dépôt à Châlons-sur-Saône: alors je m'en serais chargé, si cela vous eût été agréable. Dans le moment où je m'occupais de cet objet, j'eus occasion de voir M. Baron, ancien officier supérieur de santé des armées, que j'ai le plaisir de connaître , qui me confirma tout ce qui m'avoit été dit des succès qu'obtenait votre remède ; sachant qu'il vous connoissait, je le priai de me donner une lettre, pour vous, (que vous trouverez ci-jointe), afin que je puisse vous offrir , au moins, une responsabilité morale. Vous voudrez donc bien , Monsieur, avoir la complaisance de m'instruire quelles sont vos conditions , pour vos dépôts , et quelle est la remise que vous accordez ; d'après l'instruction que vous me donnerez , et les informations, que je vous invite à prendre sur ma responsabilité morale et physique, alors je me chargerai du dépôt que vous me confierez , pour le faire valoir en honnête homme.

Je suis , avec la plus parfaite considération ;

Votre dévoué concitoyen.　　　BESSY,

Pharmacien, à Châlons-sur-Saône,

dépt. de Saône et Loire.

Lettre à l'auteur.

Ogerville, le 1. frimaire, an 10.

CITOYEN,

J'ai fait l'épreuve de votre découverte sur un homme attaqué depuis un tems infini du vice psorique ; cette maladie avoit résisté à tous les remédes usités ; le vôtre l'a radicalement guéri : convaincu par mes propres yeux, de son efficacité, etc. etc.

Votre très-humble serviteur.

Signé REGNAULT,

officier de santé à Ogerville-la-Riviere, département du Loiret.

Lettre à l'auteur.

Bellac , le 1. frimaire , an 10.

Voudriez vous, monsieur, avoir la bonté , de me faire l'envoi de douze bouteilles de l'eau pour la galle rentrée : le bon succès que j'én ai éprouvé, ainsi que mes enfans, me fait espérer que les personnes pour lesquelles je m'intéresse, et qui sont atteintes de la même maladie, éprouveront le même bonheur que moi, etc.

J'ai l'honneur d'être avec consideration et estime , votre très-humble servante.

Signé BARDINAL,

épouse Deperet , contrôleur des contributions directes de l'arrondissement de Bellac , Haute-Vienne.

Lettre à l'Auteur.

Paris, le 1 thermidor, an 9.

J'arrive de la campagne, Citoyen; j'y ai continué l'usage des lotions de votre quintessence anti-psorique que j'avais commencé sous vos yeux, avant mon départ.

L'humeur psorique, qui selon l'avis des médecins que j'avais consultés, était dégénérée en humeur dartreuse, est tombée en petites écailles et en farine. Les douleurs de poitrine, l'irritation de nerfs, et le mal-aise général que j'éprouvais, ont cessé; je me trouve parfaitement rétabli; je m'empresse de vous en faire part et de rendre hommage à l'efficacité de votre remède.

Je vous salue avec considération.

Signé SAVARY,
Membre du Corps Législatif.

Lettre à l'Auteur.

Paris, le 15 frimaire, an 10.

Citoyen, je vous dois le détail de l'effet prompt et heureux pour moi, de votre eau précieuse, sur une dartre qui depuis plus de trois ans m'affligeait le visage, d'abord d'une manière ambulante, et dans les derniers tems, par son séjour fixe entre la lèvre inférieure et le pli du menton, et de telle sorte que l'ouverture de la bouche en était très-gênée, et c'est dès le troisième jour de l'usage de cette eau que j'ai commencé à sentir quelqu'amandement. Vous jugez, citoyen, de l'espérance que j'en ai conçue, et du courage avec lequel j'ai continué votre genre de traitement : en effet, de jour en jour j'appercevais sensiblement la dartre diminuer d'étendue; ses boutons s'amortir, et enfin aujourd'hui, dans le cours de l'usage de votre cinquième bouteille, je suis arrivé au point de la disparition totale de ce fâcheux mal; il me manquait, citoyen, de voir paraître à la peau, comme vos écrits l'annoncent, une éruption quelconque; ce n'est que dans les premiers jours de l'usage de la troisième bouteille, que j'ai éprouvé cette satisfaction; il est apparu alors aux molets et à d'autres endroits des jambes, et depuis aux cuisses et aux bras, des petits boutons en forme d'érésipèle, accompagnés de démangeaisons : jusques-là sans doute une partie de l'humeur dartreuse s'était expulsée par la transpiration dans la nuit ; car à la saison ingrate où nous sommes , je ne puis guères supposer cet effet dans le jour : en un mot , je ne ressens plus dans ce moment que quelques démangeaisons passagères et seulement aux cuisses et aux jambes , occasionnées probablement encore par de faibles restes dans le sang, du vice dartreux , lesquels restes je vais poursuivre constamment par la continuité de l'usage de votre remède , jusqu'à leur entier tarissement.   Salut et reconnaissance.

CLÉMENT, *ancien receveur des tailles à Dreux,*
rue des Gravilliers , n°. 57 , à Paris.

Lettre à l'Auteur.

Paris, ce 26 frimaire, an 10.

CITOYEN,

C'est avec reconnaissance que je dois rendre hommage à votre découverte. Attaqué d'hidropisie et d'obstructions , occasionnées par une galle mal guérie , et que j'avais totalement perdue de vue depuis douze ans ; désespéré que les remèdes qui m'étaient administrés par différens médecins célèbres de Paris , ne m'annonçassent qu'une guérison très-éloignée , je me suis déterminé , il y a trois mois , à faire usage de votre quintessence. L'effet en a été des plus heureux ; à la sixième lotion de la première bouteille , la galle a commencé à paraître , et elle s'est accrue de jour en jour d'une force étonnante. Les différens symptômes que vous annoncés par votre prospectus , me sont arrivés ; petit à petit, l'enflure a diminué , et maintenant elle a cessé. Aujourd'hui votre remède ne me fait plus sortir de boutons , je me trouve en bonne santé et puis vaquer librement à mes affaires.

J'ai l'honneur d'être , citoyen , avec la plus parfaite considération , votre concitoyen ,

FLEUROT, *huissier,* rue de la Mortellerie , n°. 2.

Lettre à l'auteur.

Lyon , le 6 Décembre , 1801.

Tous les jours, monsieur, j'acquiers de plus en plus la parfaite conviction de l'excellence de votre quintessence dans les maladies de la peau ; j'en ai remis à plusieurs personnes, que vous m'avez adressées, entre autres au général Partouneaux , qui a été debarrassé, par son usage, de douleurs de tête insupportables, qui avaient resisté aux remèdes les mieux administrés.

Salut et estime.   *Signé* LAUTIER, *officier de santé.*

Lettre à l'auteur.

CONSULTATION.

Au Puy, 14 frimaire, an 9 de la république.

CITOYEN,

En 1789, au mois de juillet, une humeur se porta à ma tête du côté gauche , au-dessus de l'œil; elle s'étendit sur tout le côté gauche de la tête ; je restai longtems dans des souffrances horribles, malgré les remèdes de toute espèce qu'on me fit faire, des purgatifs réitérés , des bains, des douches aux eaux thermales de Bagnols, et même un traitement comme à un homme suspect de maladie vénérienne. Rien de tout cela n'a calmé mon mal être ou plutôt mes violentes et insupportables douleurs continuelles. En 1792 , je fus membre de la législature ; Mr. Dussault, célèbre chirurgien, me fit prendre l'émétique pendant 21 jours, c'est-à-dire, l'émétique un jour et non l'autre , et le jour d'intervalle des bains domestiques; ces remèdes m'affoiblirent beaucoup , mais ne me procurèrent aucun soulagement : je quittai Mr. Dussault et m'adressai à Mr. Portal, médecin; il désaprouva fortement les traitemens de Mr. Dussault, et me fit faire des remèdes plus doux, disant que mes hémoroïdes s'étant supprimées depuis quelques années avant 1792, cette humeur s'était portée à la tête. Je ne les ai jamais eu fluantes, c'est ce que je lui observai. Parmi les remèdes qu'il me fit faire, on me mit des ventouses aux deux côtés du front, on m'appliqua des sangsues à l'anus ; mais au lieu de guérir, mon mal devint un peu moins violent ; et en revanche, au lieu de l'avoir du côté gauche de la tête , je l'eus des deux côtés.

Arrivé chez moi, après la législature, l'an 1. de la république, mon médecin me fit faire encore des remèdes, et entre autres établir un cautère à la jambe gauche. Je l'ai encore. Mr. Portal m'en fit fermer un que j'avois sous la nuque , quand je fus à

Paris. Depuis j'ai eu plusieurs maladies occasionnées par cette humeur, l'une en l'an 2, l'autre en l'an 7 de la république.

Avant celle de l'an 7, l'humeur ou des parcelles d'humeur tombaient sur le côté droit, d'abord aux bras, quelquefois sur le côté droit du corps, et enfin sur la cuisse et la jambe droite, ce qui, suivant moi, me procura, depuis quelques années, une dartre prenant à la raye du fondement, tenant aux deux fesses et paroissant et disparoissant au bout de quelques mois et revenant ensuite ; enfin cela me procura une douleur de sciatique à la cuisse et à la jambe droite, à ne pouvoir dormir ni marcher : dans cet état je pris des bains domestiques, et autres remèdes ; mais mon officier de santé m'ayant dit qu'on ne donnait que des palliatifs aux sciatiques, je me rappellai avoir vu, dans une de mes gazettes, les effets, que produisait votre quintessence anti-psorique ; je la cherchai et n'y vis rien ou n'y crus rien voir de ce qui me compétait ; je m'informai cependant, si j'en pouvais trouver au Puy, et en effet, j'en trouvai chez mes voisins. J'y envoyai au hazard du bien ou du mal, car je souffrais trop ; j'en pris et n'ai pas discontinué jusqu'à présent, que j'en suis à la huitième bouteille : tout ce que vous annoncez, m'est arrivé de la manière la plus positive. Ma sciatique ne me cause aucun ressentiment de douleur, même quand le tems change ; ma dartre est à-peu-près disparue en son entier ; c'est tout au plus encore l'affaire de 3 ou 4 frictions, mes maux de tête sont infiniment moindres, et j'observe que du côté droit, je n'éprouve aucune douleur ; que du côté gauche, j'en éprouve d'infiniment moins fortes, et que le cautère que j'ai du côté gauche à la jambe, ne rend absolument rien ; que depuis j'ai très-bonne mine, bon et beau teint, et un appétit comme dans ma jeunesse ; j'ai 53 ans et depuis 11 ans j'étais sans appétit du tout.

D'après cet exposé, je crains de m'être mal conduit, en ne frictionnant pas tout à la fois le bras, la cuisse et la jambe gauche. Si je l'avais fait, je crois que le côté gauche de la tête, serait soulagé, comme le côté droit ; je l'aurais bien fait, mais j'ai craint de laisser fermer mon très-inutile cautère.

A présent, voici le but de ma lettre ; 1°. fermerai-je mon cautère et me frictionnerai-je le bras, la cuisse et la jambe gauche ? 2°. cela suffira-t-il sans en passer au front et sous l'oreille gauche ? 3°. n'y a-t-il pas trop de danger d'en passer à aucune partie de la tête ? 4°. enfin , comme nos hivers sont extrêmement froids , et qu'il faut aller et venir pour les affaires , attendrai-je le beau tems ? Je vous prie de me répondre là-dessus , le plutôt possible ; s'il vous faut payer quelque chose , j'acquitterai ce que vous aurez fixé , si toutes fois vous exigez des honoraires : je compte sur une réponse au plutôt. Recevez , je vous prie , mes sentimens d'estime et de considération avec lesquels j'ai l'honneur d'être.

Signé LAURENT , homme de Loi.

RÉPONSE.

Paris , le 21 frimaire , an 10 de la république.

Mettemberg , officier de santé , rue de Cléri , n°. 59.

Au cit. Laurent , homme de loi , au Puy , dép. de la Haute-Loire.

J'ai reçu hier , citoyen , votre lettre en date du 14 courant ; je m'empresse d'y répondre.

Les bons effets que vous avez déjà éprouvés de l'usage de mon spécifique , prouvent physiquement votre prochaine dépuration ; ils sont les avant-coureurs du plein succès que vous devez en tirer.

Je vous adresse , par ce courrier , une collection de mes nouveaux imprimés ; je vous prie de l'accepter , comme un témoignage d'estime : ils vous donneront , sur l'emploi et les effets de mon remède , des renseignemens aussi convenables que satisfaisans.

Je vous invite à ne point ajourner votre traitement. L'hiver ne sera pas un obstacle. Vous aurez seulement soin de vous tenir ou de vous habiller plus chaudement que de coutume , afin de ne point contrarier l'effet du remède qui agit par la transpiration.

Vous pouvez supprimer votre cautère et vos vésicatoires. Je les fais conserver pour l'ordinaire à mes malades , jusques vers la fin de leur traitement ; mais ils peuvent les ôter , sans aucun inconvénient , sitôt qu'ils ont éprouvé les effets salutaires de mon remède , par beaucoup d'éruptions ; et que surtout les exutoires ne jettent presque plus. L'usage de mon spécifique , non-seulement dérive aussi et attire au-dehors , mais encore il divise l'humeur morbifique et il la tarit par les pores de la peau.

Vous avez mal fait, dès le principe, en ne lotionnant pas tout-à-la-fois, le bras, la cuisse et la jambe gauche; vous auriez seulement respecté l'endroit du cautère et le pourtour du bandage.

Pour bien achever votre traitement, je vous conseille de suivre exactement les cas de la galle dégénérée accidentelle et héréditaire, décrits dans ma dissertation expérimentale; le mot de galle ne fait ici rien à la chose; les effets du remède seuls sont à consulter. L'expérience est mon guide. Votre guérison ou votre dépuration fera tout.

1°. Lavez-vous ou faites vous laver les quatre membres avec la liqueur pure, selon la manière générale.

2°. Modifiez la liqueur avec trois-quarts d'eau commune, pour le tronc, selon la manière particulière.

3°. Lavez-vous, de temps à autre, la tête, avec environ un quinzième de la liqueur, sur 14 quinzièmes d'eau, selon le cas de complication.

4°. Continuez votre manière ordinaire de vivre, selon le cas de simplicité. Observez un régime sobre, mais généreux. Prenez sur-tout de bons potages ou bouillons, des alimens salubres, et du bon vin vieux, d'abord trempé avec de l'eau. Si vous aimez le café, faites-en votre déjeuner, avec du lait.

Je n'exige jamais rien des personnes, qui m'honorent de leur confiance, ou qui me consultent, soit verbalement, soit par écrit : au contraire, elles m'obligent dans leurs doutes, en me mettant à même de leur dire la vérité, de bien les conduire dans leur traitement, et de les faire parvenir au succès, qu'elles peuvent espérer de ma découverte.

Quand bon vous semblera, je recevrai de vos nouvelles avec plaisir, et j'y répondrai avec intérêt.

J'ai l'honneur de vous saluer avec estime et considération.

Signé, METTEMBERG.

Lettre à l'Auteur.

Evreux, dépt. de l'Eure, ce 8 nivose, an 10.

Le Préfet a formé ici, chef-lieu du département, un comité médical qui s'occupe de tout ce qui peut intéresser l'art de guérir, et en assurer le succès. C'est au nom de ce comité, dont je suis membre et secrétaire actuel, que je vous félicite de la découverte heureuse, ou plutôt bien précieuse, que vous avez faite à l'avantage de ceux qui ont eu le malheur de n'éprouver qu'une cure palliative de la galle. Le nombre en est bien grand, et c'est surtout dans la classe peu aisée des citoyens, que l'on reconnaît les désordres dans l'état de santé, par suite de cette maladie. Vous avez établi ici un dépôt de votre eau anti-psorique, et nous désirerions répondre au zèle de celui qui sur cela a mérité votre confiance; mais nous vous observerons 1°. etc. 2°. qu'il serait très-utile, pour propager votre découverte, qu'elle fut constatée sous nos yeux, quant à ses effets; pour-lors, nous en ferions à notre Préfet, un rapport sous forme de procès-verbal, et nous l'inviterions à le faire connaître par la voie de l'impression et de son journal dans toutes les communes du département. Pour arriver à ce but, nous vous proposons de laisser à notre disposition, et gratuitement, la quantité de bouteilles nécessaires pour guérir deux malades, que nous saurons bien choisir, pour ne pas compromettre le succès de votre eau. Vous voudrez-bien rendre commune à votre correspondant, la réponse que j'espère de vous.

Croyez, je vous prie, à mon estime et à celle de mes collègues. Je vous salue, *signé*, DESFEUX, *médecin à Évreux.*

RÉPONSE.

Paris, ce 11 nivose, an 10.

Mettemberg, officier de santé, au citoyen Desfeux, membre et secrétaire du comité médical, à Évreux.

CITOYEN,

J'ai reçu, avec un vif intérêt, la lettre que vous avez bien voulu m'écrire.

Plein de confiance dans la droiture d'intentions, et dans les lumières du comité médical dont vous êtes membre, citoyen, je le prie, en réponse à l'honneur qu'il me fait, de commencer ses expériences le plutôt qu'il lui sera possible, et je l'invite à augmenter le nombre des malades, s'il le juge convenable.

J'écris en conséquence, par ce courier, au citoyen Dufresne, mon entreposeur dans votre ville, pour qu'il fournisse au comité, gratuitement et pour mon compte, les bouteilles dont il aura besoin pour le traitement de ses malades, jusqu'à leur parfaite guérison.

Si le comité desirait quelques renseignemens autres que ceux contenus dans mes différens imprimés; je le prie de me les demander, je me ferai un devoir, un plaisir de le satisfaire.

Veuillez, citoyen, présenter au comité mes sentimens sincères d'estime et de respect, et agréer en outre, pour vous personnellement, ceux d'une considération distinguée.

J'ai l'honneur de vous saluer, METTEMBERG.

Nota. Le but que je me suis proposé, dans cet ouvrage, ne me permet pas de faire imprimer les cures nombreuses, les observations et les lettres de remercimens, que je dois à ma découverte; je ferai seulement encore connaître, à mes lecteurs, un certain nombre de personnes, qui, depuis mes expériences officielles, ont fait usage de mon spécifique, avec succès, tant pour le vice psorique dégénéré accidentel, que pour le vice psorique dégénéré héréditaire.

Savoir : les citoyens,

Le général LEFEBVRE, membre du Sénat-Conservateur; SAVARY, chef de la légion d'élite de la gendarmerie nationale, aide-de-camp du premier Consul; MORAND, général de division, et administrateur général en Corse; COULANGE, inspecteur aux revues; DERGAIX, ancien secrétaire-général de la guerre; LÉORAT, commissaire des guerres; THAYER, propriétaire des Panorama; ORDENER, chef de brigade commandant la cavalerie de la garde des Consuls; l'amiral LATOUCHE-TRÉVILLE; ROUGET DELILLE; STROLTZ, et RAPATEL, aides-de-camp du général en chef Moreau; SIMON, chef d'escadron, adjoint à l'état-major-général de l'armée d'Italie; LEBON, co-propriétaire et distillateur de l'eau de mélisse des Carmes; VINCENT, chef de brigade, et DEBOS, chef d'escadron au 16ᵉ régiment de dragons; le général LEDOYEN, inspecteur aux revues, à Bruxelles; LEFEBVRE, commissaire-ordonnateur, à Bruxelles; HUBERT, laboureur, à Gravelines, *Pas-de-Calais*; CHEVALIER, receveur-général du département de la Loire, à Montbrison; Le général CALLIER, à Montpellier; le chef de brigade DUCOS; le général DORSNER, inspecteur général d'artillerie à Bordeaux; DUPONT, médecin en chef de l'armée navale, à Brest; KEMPENERS, banquier; MOUTON, aide-de-camp du général Ernouf, inspecteur-général à l'armée d'Italie; FRAMBOISIER de BEAUNAY, maire à Mantes-sur-Seine; madame LEBERCHER, marchande beurrière, sous les pilliers des potiers d'étain, à la halle : *cette dernière portait des boutons et des dartres, avec beaucoup de rougeurs à la figure; elle les attribuait à un lait répandu depuis huit ans.* etc. etc. eto.

RAPPORT

Sur les Expériences faites à l'hospice de la Maternité, avec le Spécifique anti-psorique du citoyen METTEMBERG, *officier de santé.*

LE Ministre de l'intérieur ayant ordonné qu'il serait fait à l'hospice de la Maternité, des expériences avec le spécifique anti-psorique du citoyen Mettemberg, officier de santé, ancien chirurgien-major dans les armées françaises ;

Nous soussignés, commissaires nommés par le ministre de l'intérieur, pour suivre ces expériences, nous nous sommes réunis à l'hospice de la Maternité, et nous y avons tenu notre première séance, le 21 vendémiaire, an 9.

Cet établissement renfermant un très-petit nombre de malades attaqués du vice psorique, nous n'avons pu, ce même jour, confier aux soins et au traitement du citoyen Mettemberg, qu'une seule femme, nommée Marie-Anne Gilles ; mais successivement et à mesure que les malades se sont présentés, le nombre de ceux que nous avons remis au citoyen Mettemberg, pour être soumis à son traitement particulier, s'est élevé jusqu'à neuf ; et si l'on ajoute à ces malades, ceux qui ont été traités d'après sa méthode, tant à l'hospice que dehors, par lui ou par la citoyenne Guerrier, surveillante de l'hospice de la Maternité, et que nous avons reconnus guéris, d'après la présentation que nous en a faite le citoyen Mettemberg, et l'examen auquel nous les avons soumis, le nombre total des malades traités et guéris par la méthode du citoyen Mettemberg, s'élevera à dix-huit ; en voici la nomenclature.

1°. MARIE-ANNE GILLES ; *aucun symptôme apparent de galle* ; âgée de vingt-deux ans, enceinte de 7 mois ; elle avait mal au sein droit, et éprouvait des douleurs d'estomac, avec une grande difficulté de respirer pendant la nuit. Son traitement a commencé le 21 vendémiaire ; elle a été guérie le dix frimaire ; depuis cette époque, elle est heureusement accouchée d'une fille bien portante, qu'elle allaite des deux seins.

2°. MARIE-

2°. Marie-Catherine Callet , *galle sèche de sept mois, traitée précédemment;* âgée de dix-neuf ans et demi, enceinte de quatre mois. Son traitement a commencé le 29 vendémiaire ; elle a été guérie le 10 frimaire ; mais elle a continué son traitement jusqu'au 20 frimaire, sans en éprouver d'autre effet que de se préserver de la galle (1).

3°. Pierre Bleton , *galle sèche et récente, compliquée de râche à la tête, et d'engorgement aux glandes du col ;* âgé de trois ans et neuf mois. Son traitement a commencé le 29 vendémiaire ; il a été guéri de la galle, le 9 brumaire, avec une diminution considérable des boutons à la tête et de l'engorgement aux glandes. Sa cure a été générale et complète le 19 brumaire ; mais il a continué son traitement jusqu'au 10 frimaire, sans éprouver d'autre effet que de se préserver de la galle ; en effet, il a constamment habité la chambre des galleuses, et couché avec Marie-Catherine Callet, l'une des malades ; sa peau s'est blanchie ; il a seulement été, jusqu'à la fin du traitement, sujet à une transpiration plus forte qu'à l'ordinaire ; il a conservé, d'ailleurs, une bonne santé, un bon appétit et un bon sommeil. Douze jours après avoir été mis par nous hors des expériences, et être rentré *à la crèche* avec les autres enfans de l'hospice, Pierre Bleton a gagné la petite vérole, ainsi que deux de ses camarades, qui l'ont eue très-violente. Chez lui, au contraire, elle ne s'est manifestée que d'une manière très-bénigne ; il a eu 70 pustules répandues sur toute l'habitude du corps ; leur dessication a commencé à se faire dès le sixième jour après l'éruption ; il n'a eu ni fièvre, ni insomnie ; excepté les deux premiers jours de l'éruption, il a constamment demandé à manger ; il est d'une complexion forte et replette ; il jouit, depuis cette époque, de la meilleure santé.

4°. Catherine Jubert, *galle ancienne de trois ans, traitée précédemment, douleurs considérables d'estomac et d'intestins, sur-tout la nuit, perte du sommeil et de l'appétit;* âgée de trente-six ans, accouchée depuis quatre mois, et nourrissant son enfant. Son traitement a commencé le 9 brumaire ; elle a été

____

(1) *Note de l'Auteur.* ━ Depuis l'envoi de ce rapport au Ministre, Catherine Callet est heureusement accouchée d'un enfant bien portant qu'elle allaite,

F

guérie le 20 nivose. Son traitement précédent, lui avait laissé des traces de boutons galleux, et des taches à la suite d'une éruption psorique.

5°. L'enfant de CATHERINE JUBERT, *galle héréditaire ; croûtes à la tête ; coliques presque continuelles ; cris non-interrompus ; existence précaire depuis sa naissance ;* âgé de quatre mois et dix jours. Son traitement a commencé le 19 brumaire ; il a été guéri le 20 nivose.

6°. CLAUDINE BOUILLI, *galle humide de neuf mois, traitée précédemment ;* âgée de trente ans, accouchée depuis onze jours et nourrissant son enfant. Son traitement a commencé le 19 brumaire, elle a été guérie le 20 nivose.

7°. L'enfant de CLAUDINE BOUILLI, *galle héréditaire ; ophtalmie, avec suppuration abondante ; grandes lèvres enflées ; la jambe gauche dépouillée dans la partie inférieure, complexion très-faible ;* âgé de 21 jours. Son traitement a commencé le 19 brumaire, il a été guéri le 20 nivose.

8°. ELISABETH MOULINS, *nouvelle galle de deux mois, première galle cinq ans auparavant ;* âgée de trente-huit ans. Son traitement a commencé le 9 brumaire ; elle a été guérie le 10 frimaire ; en continuant son traitement jusqu'au 20 frimaire, elle s'est préservée de la galle.

9°. MARIE VALET, *galle sèche et récente, compliquée de croûtes à la tête ; gros rhume et complexion chétive ;* âgée de deux ans et demi. Son traitement a commencé le 19 brumaire ; elle a été guérie de la galle, le 29 brumaire ; sa cure a été générale et complète, le 10 frimaire ; son traitement continué jusqu'au 20 frimaire, l'a préservé de la galle pendant tout ce tems.

10°. MARIE-JOSEPHINE LABROSSE, *galle de neuf mois, traitée précédemment ; première galle à l'âge de huit ans, disparue ;* âgée de vingt-huit ans, enceinte de sept mois et demi. Son traitement a commencé le 5 frimaire, elle a été guérie le 20 nivose ; depuis cette époque, elle est accouchée heureusement, et elle se porte bien, ainsi que son enfant.

11°. ANNE-GABRIELLE GUYOT, *point de galle apparente, ophtalmie, galle de cinq ans, disparue ;* âgée de neuf ans. Son traitement a commencé le 19 brumaire ; elle a été guérie le 20 nivose.

12°. ADRIEN MIEN, *point de galle apparente, galle à l'âge de dix-huit mois, guérie, couleur brune sur toute la peau ;* âgé de quatre ans et dix mois. Son traitement a commencé le 19 brumaire ; il a fini le 20 nivose, sans faire éprouver à cet enfant d'autre effet que de lui blanchir la peau, de lui donner un peu plus de transpiration, et de le préserver de la galle, au milieu des malades qu'il fréquentait ; il n'y a aucune espèce d'éruption.

13°. MARGUERITE LECLERC, *galle humide de trois mois ;* âgée de 32 ans, accouchée depuis quinze mois, et nourrissant son enfant. Son traitement a commencé le 28 frimaire ; elle a été guérie le 18 nivose ; elle a continué son traitement, jusqu'au 28 pluviose, sans éprouver aucune nouvelle éruption.

14°. L'enfant de MARGUERITE LECLERC, *galle de trois mois, gagnée en tétant, compliquée de croûtes à la tête, et d'un ulcère considérable à la main droite ;* âgé de quinze mois. Son traitement a commencé le 28 frimaire ; il a été guéri le 28 pluviose.

15°. MARIE-VICTOIRE RIVIERE, *galle sèche de trois mois ;* âgée de trente-neuf ans, accouchée depuis treize mois et demi, et nourrissant son enfant. Son traitement a commencé le 28 frimaire ; elle a été guérie le 13 nivose ; elle a continué son traitement jusqu'au 28 pluviose, sans éprouver aucune nouvelle éruption.

16°. L'enfant de MARIE-VICTOIRE RIVIERE, *galle de trois mois, gagnée en tétant ; croûtes à la tête, clous et abcès sur le corps ; ulcère au milieu de la conque de l'oreille droite ; diarrhée opiniâtre ; maigreur effrayante ; existence précaire ;* âgé de treize mois et demi. Son traitement a commencé quelques jours après celui de sa mère ; il a été guéri le 28 pluviose.

17°. LEONARD FROMENTIN, *galle sèche de sept mois, traitée précédemment ;* lieutenant invalide, âgé de vingt-deux ans ; il a commencé son traitement chez lui, le 19 brumaire ; il a été guéri le 10 frimaire.

18°. RÉNÉ QUILLIER, *cinquième galle de six semaines ; galles à vingt-deux, à vingt-quatre, à vingt-sept et à trente ans, disparues ;* âgé de trente-un ans ; il s'est traité chez lui,

et il a été guéri en quinze jours, avec deux bouteilles du spécifique du citoyen Mettemberg.

Il résulte de cet exposé, que sur ces dix-huit malades, deux ont
été guéris en soixante-dix jours; trois en soixante; un en cinquante-
cinq; un en cinquante; un en quarante-cinq; un en quarante; deux
en trente; deux en vingt; deux en quinze; deux en dix. Le dix-
huitième n'a éprouvé aucune éruption de son traitement, qui a
été continué exprès pendant soixante jours.

Les galles récentes et apparentes, ont toutes été guéries en dix,
quinze ou vingt jours au plus. Les cas plus ou moins compliqués
ont exigé un traitement plus long; et les malades les plus dépravés,
n'ont pas prolongé leur traitement au-de-là de deux mois et dix
jours.

Les malades, pendant toute la durée de leur traitement, n'ont
pris aucun médicament anti-psorique interne; ils n'ont rien changé
à leur régime de vie habituel, et ils ont reçu, comme à l'ordinaire,
les vivres de l'hospice, augmentés seulement d'un peu de riz et de
vin. Les enfans ont vécu du lait de leurs mères.

Quelques-uns des malades ont été purgés, savoir :

Gilles, deux fois; Callet, deux fois; Bouilli, une fois; Moulins,
deux fois; Labrosse, une fois; Guyot, une fois; Leclerc, une
fois; Rivière, une fois. Aucun des enfans, ni des autres malades,
n'a été purgé. Les médecines n'ont été ordonnées que comme précaution, avant ou après les accouchemens, ou dans les cas d'in-
dication de saburre.

Les procès-verbaux de nos séances à l'hospice de la Maternité
développent avec tous les détails nécessaires, les progrès du traitement et de la guérison des malades soumis à la méthode particulière du citoyen Mettemberg. Il ne nous reste donc plus qu'à
examiner cette méthode en elle-même et dans ses effets.

La méthode du traitement, par le spécifique anti-psorique du
citoyen Mettemberg, consiste à faire sur le malade, avec la liqueur, des lotions et des fomentations. Les lotions se font sur les
quatre extrémités supérieures et inférieures; les fomentations se
font sur le tronc.

Les lotions se font toujours sur les extrémités, soit que ces extrémités portent les symptômes de la maladie, soit qu'elles n'en
ayent aucunes traces apparentes.

Ces lotions se font chaque soir, au nombre de deux, et de suite avec la liqueur pure. On essuye la première avec un linge; elle décrasse la peau, ouvre les pores, et prépare les voies à la seconde, qu'on laissse sécher sur la peau sans l'essuyer, afin qu'elle pénètre dans l'intérieur.

On lave aussi indifféremment le tronc, avec la liqueur modifiée de trois quarts d'eau; on l'emploie en forme de fomentation. Cette fomentation se fait à volonté : on l'essuye chaque fois avec un linge; elle décrasse la peau, ouvre les pores et facilite la transpiration.

L'intention de cette méthode, en appliquant la liqueur aux quatre membres, est de respecter l'intérieur et de dériver la cause morbifique du centre aux extrémités.

Le citoyen Mettemberg modifie son remède avec plus ou moins d'eau, suivant l'âge, la force et la complexion des malades; le tems des lochies et des menstrues, et les variations dans la crise de la maladie.

Le citoyen Mettemberg ne recommande à ses malades qu'une précaution indispensable, celle d'éviter le froid, dont l'action est évidemment contraire au développement du vice psorique, par la transpiration; il n'a recours, d'ailleurs, pour combattre la cause du vice psorique, à aucun remède accessoire et étranger à sa liqueur : cette vérité est constatée dans les procès-verbaux.

Le citoyen Mettemberg donne à son remède trois qualités principales; selon lui, il est curatif, préservatif et indicatif.

Les expériences faites à l'hospice de la Maternité attestent la vérité des deux premières de ces qualités.

Ce remède guérit parfaitement la galle. Les procès-verbaux de nos séances constatent que tous les malades soumis à son action, ont été parfaitement guéris.

Ce remède préserve de la contagion de la galle. Les procès-verbaux de nos séances constatent également ce fait.

Pierre Bleton, Catherine Callet, Elisabeth Moulins, Marie Valet et Adrien Mien, après leur guérison reconnue, ont continué le traitement pendant plus ou moins de tems; et habité pendant tout ce tems avec les autres galleux, sans reprendre en aucune manière le vice porique. Le citoyen Mettemberg lui-même, a constamment lavé ses malades, et fait les ouvertures de boutons nécessaires , sans contracter en aucun façon la contagion , et sans autres préservatifs que son remède.

La vertu indicative est sans contredit la plus précieuse que puisse posséder le remède du citoyen Mettemberg ; car indépendamment des autres avantages , elle seule peut prouver, sans aucun doute , que la guérison des malades est complète et radicale. Le citoyen Mettemberg dit que son remède produit des éruptions plus ou moins abondantes, tant qu'il reste chez les malades quelques principes du vice psorique ; mais qu'aussi-tôt que ce vice est tari, son remède cesse de causer des éruptions. Cette assertion est en effet appuyée par les procès-verbaux de nos séances, qui constatent qu'Adrien Mien a reçu soixante frictions , sans qu'il lui soit sorti un seul bouton ; que Marie-Anne Gilles et Catherine Jubert , malgré qu'elles n'eussent aucun symptôme apparent de galle , ont éprouvé par l'effet du remède des éruptions très-fortes , et qu'enfin , Pierre Bleton , Catherine Callet , Marie Valet , Elisabeth Moulins , etc. etc. après avoir éprouvé la dessication des symptômes apparens , ou celle de l'éruption provoquée par le remède , ont fini par ne plus éprouver de son usage d'autres effets que celui de se préserver de la contagion : cependant, cette qualité essentielle du spécifique du citoyen Mettemberg, mérite , par son importance , d'être prouvée par un plus grand nombre d'observations.

Une question non moins intéressante s'élève naturellement ici. Le remède du citoyen Mettemberg est-il dangereux dans son usage et dans ses suites ? Le citoyen Mettemberg gardant le secret de la composition de son spécifique, l'analyse chimique peut seule résoudre cette question délicate ; mais les analyses qui ont été faites de la liqueur anti-psorique, ne s'accordent pas sur les différentes matières qui la composent. C'est donc au tems et à l'expérience à répondre à la question sur le danger de l'emploi de ce remède. Voici ce que l'un et l'autre ont prouvé jusqu'à ce moment.

Le remède du citoyen Mettemberg n'agit pas comme les rubéfians, ou comme les remèdes connus jusqu'à ce jour , dans lesquels il entre du sublimé corrosif. 1°. Il ne produit pas toujours des éruptions à la peau ; 2°. il guérit les éruptions apparentes et celles qu'il a occasionnées ; 3°. son action n'est pas spontanée ; 4°. les éruptions qu'il cause sont toujours accompagnées de démangeaisons ; 5°. toutes les parties lotionnées ne sont pas toujours affectées d'éruptions ; 6°. l'impression sensible qu'il occasionne à la peau, n'est due qu'au vice psorique qui s'échappe par la transsudation, puisque cette impression cesse dès que le vice est épuisé, et que l'effet du remède est alors de blanchir la peau, et de lui rendre sa douceur et son élasticité naturelle. Les procès-verbaux de nos séances constatent tous ces effets.

D'autres observations viennent à l'appui de celles-ci.

Un de nos premiers chimistes, après avoir analysé le remède du citoyen Mettemberg, avait déclaré que ce remède pouvait non-seulement être employé sans danger extérieurement, mais encore pourrait, avec ménagement, être pris intérieurement sans aucun risque. Le hasard a vérifié cette assertion. Plusieurs personnes ont bu, par mégarde et sans le vouloir, à petite et à grande dose, du spécifique anti-psorique ; elles n'ont éprouvé d'autre effet qu'un vomissement et une purgation plus ou moins violens, mais sans coliques, sans douleurs d'entrailles, sans aucun symptôme de poison.

Ce spécifique, que d'ailleurs le citoyen Mettemberg ne donne pas comme remède interne, n'a ni la couleur, ni l'odeur, ni la saveur qui pourraient donner lieu à des méprises et à des accidens.

Enfin, il est à remarquer que les expériences de l'hospice de la Maternité se sont faites presque toutes sur des femmes enceintes, ou nouvellement accouchées ; sur des enfans du plus bas âge et de la complexion la plus faible ; et que jusqu'à ce jour, aucun de ces malades reconnus guéris, n'a éprouvé de suites fâcheuses de l'emploi du remède du citoyen Mettemberg.

Une seconde question vient s'offrir encore. Le remède du citoyen Mettemberg est-il plus avantageux, est-il préférable aux remèdes connus contre la galle ?

Le remède du citoyen Mettemberg est préservatif ; les autres ne le sont pas.

Il ne guérit pas seulement les symptômes apparens de la galle ; il tarit le vice psorique intérieur, et son action ne cesse qu'après cet épuisement ; les autres remèdes n'ont pas cet avantage.

Il guérit la galle récente et apparente, en aussi peu de temps que les autres remèdes ; mais il guérit de plus qu'eux, les accidens occasionnés trop souvent par leur emploi.

Il est préférable, sur-tout dans le traitement des enfans, aux autres remèdes qui contiennent des corps gras, qui ferment les pores et qui arrêtent ainsi la transpiration, au risque des accidens nombreux qui s'en suivent.

Enfin le remède du citoyen Mettemberg a l'avantage de la propreté et de l'économie du linge (1).

En résumant tout ce que nous venons de dire, et tout ce qui est constaté par les procès-verbaux de nos séances à l'hospice de la Maternité, nous concluons :

1°. Que le remède contre le vice psorique, présenté par le citoyen Mettemberg, est curatif.

2°. Qu'il parait être préservatif.

3°. Que des observations attestent qu'il peut être indicatif.

4°. Que son usage n'a été accompagné d'aucun danger.

5°. Qu'il guérit très-promptement les galles récentes et apparentes.

6°. Qu'il est préférable aux autres remèdes.

7°. Qu'enfin, il a en sa faveur la facilité du traitement, la propreté et l'économie.

Tel est l'opinion que nous ont donné de ce remède les expériences faites à l'hospice de la Maternité, leurs résultats consignés dans nos procès-verbaux, les observations particulières que nous avons faites, et celles que nous a communiqués le cit. Mettemberg.

Au reste, pour confirmer par une masse de preuves aussi grande qu'il est possible de l'obtenir, les qualités préservative et indicative de son remède, le citoyen Mettemberg offre de se prêter à de nouvelles expériences. Fait à Paris, le 21 ventose, an 9.

Signés, Delunel, Carret, *commissaires*.

Pour copie conforme à l'original,

Le ministre de l'intérieur,

Signé J. CHAPTA

Le chef de la deuxième division,

LANSEL.

---

(1) *Note de l'auteur.* = Si l'on ajoute aux avantages reconnus par mes commissaires, que mon remède, (hormis les cas de complication) n'exige ni saignées, ni tisannes, ni purgations, ni anti-psoriques internes, ni bains, etc. etc.; comme tous les autres remèdes connus; qu'il n'assujettit pas, comme eux, à un régime particulier; que pendant le traitement, il ne séquestre point de la société ; que bien loin d'avoir aucune mauvaise odeur, il est au contraire d'un usage agréable; on conviendra sans doute de la supériorité et de la préférence qu'il doit obtenir sur eux.

www.ingramcontent.com/pod-product-compliance
Ingram Content Group UK Ltd.
Pitfield, Milton Keynes, MK11 3LW, UK
UKHW022322070726
13614UKWH00002B/902